诸病
医悟要言

黄惠卿 黄海波 编著

黄震洲 整理

人民卫生出版社
·北京·

图书在版编目（CIP）数据

诸病医悟要言 / 黄惠卿，黄海波编著 . —北京：
人民卫生出版社，2022.8
ISBN 978-7-117-33380-1

Ⅰ.①诸⋯　Ⅱ.①黄⋯　②黄⋯　Ⅲ.①中医临床 – 经
验 – 中国 – 现代　Ⅳ.①R249.7

中国版本图书馆 CIP 数据核字（2022）第 133253 号

| 人卫智网 | www.ipmph.com | 医学教育、学术、考试、健康，购书智慧智能综合服务平台 |
| 人卫官网 | www.pmph.com | 人卫官方资讯发布平台 |

诸病医悟要言
Zhubing Yiwu Yaoyan

编　　著：黄惠卿　黄海波
出版发行：人民卫生出版社（中继线 010-59780011）
地　　址：北京市朝阳区潘家园南里 19 号
邮　　编：100021
E - mail：pmph @ pmph.com
购书热线：010-59787592　010-59787584　010-65264830
印　　刷：三河市博文印刷有限公司
经　　销：新华书店
开　　本：710 × 1000　1/16　印张：13　插页：2
字　　数：220 千字
版　　次：2022 年 8 月第 1 版
印　　次：2022 年 9 月第 1 次印刷
标准书号：ISBN 978-7-117-33380-1
定　　价：49.00 元
打击盗版举报电话：**010-59787491**　E-mail：WQ @ pmph.com
质量问题联系电话：**010-59787234**　E-mail：zhiliang @ pmph.com
数字融合服务电话：**4001118166**　E-mail：zengzhi @ pmph.com

黄惠卿 ▶

　　黄惠卿（1916—1996），男，汉族，出生于河北省定县（今定州市）。中医主任医师，内蒙古自治区中医妇科名家。曾任呼和浩特市中蒙医研究所（现呼和浩特市蒙医中医医院）副所长，内蒙古自治区中医学会理事，呼和浩特市中蒙医学会理事长、名誉理事长。呼和浩特市第一、二届人民代表大会代表和政协委员，呼和浩特市第五、六届政协常务委员，内蒙古自治区第一、二、三届人民代表大会代表等。

　　先生幼年读书，青年继承舅父中医之术，精研岐黄，学悟求真，尤擅妇科，耄耋之年，仍忘我工作，坚持每周 3 次门诊，以解百姓疾病痛苦为荣。历六十多个春秋，始终践行着"医者仁心之道，普救民众病之苦为天"。

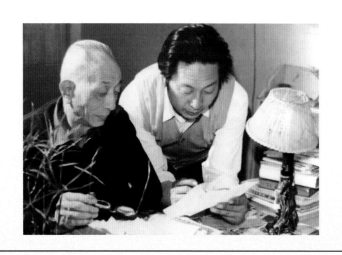

▲ 家传师承　授业解惑

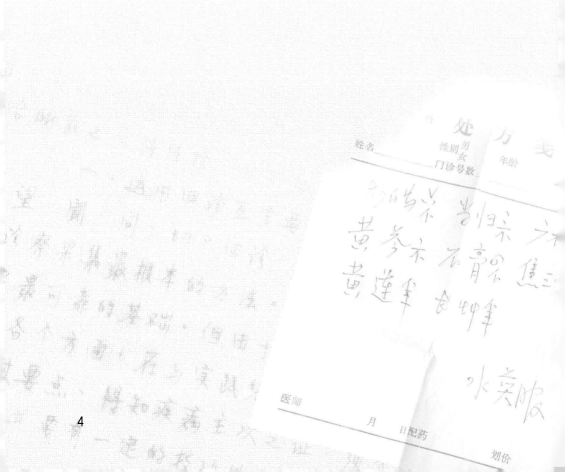

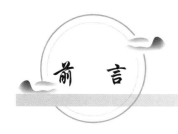

前 言

　　家父秉承中医精髓之理，医者，笃于情，一心赴救，视人犹己，杏林济世六十余载。余师从家父塞北名中医黄惠卿主任医师，临证诊疗，随侍左右，诊余解惑，受益良多。余自1967年从事医疗工作至今已五十余年。翻阅案头叠落的笔记，整理记忆的碎片，那些年随父学习平凡又珍贵的日子历历在目。

　　本著是将家父诊余手稿及余侍诊20余年整理总结其临证诊治经验、验案等汇总而来。内容共分五部分：一是常用四诊互参要点，二是医中误悟列举，三是常见杂病证治验录，四是诊治验案，五是医论医述。此著可供临床中医师参考，中医爱好者亦可阅读，以增医识。其中一、二、五章乃家父亲笔执稿，将毕生临证得失及所悟医理撰写成文；三、四章为余整理家父诊治常见杂病心得与验案集载。整理时以疾病为名，如"头痛""胃痛"等，予以辨证论治。在此过程中有诊治失误而又有悟之例的列举，亦有屡治痊愈的经验介绍。

　　诚然，中医之术，各有所长，历代医家，撰著成书，传于后人，以济于世者，不胜枚举，此皆大功也。然而，余在读及古今医籍中亦见有其缺，即多见撰其对疾病诊治痊者，少见述其经治未愈或失误之处，或医悟而改正治效之例。

　　然而，该缺虽不足怪，如在临证诊治实践中，多加思考，认真详察，虽知医痊者多，但治而不愈的情况亦可见之。若只言其治愈者，不论失误之处或思而纠正之例，不仅自己惘然若失，而且也不利于后人也。

　　由于笔者水平所限，在论述方面，有简陋不明或差错之处，恳望读者评指。如蒙临证借用某一疾病的诊治，其效欠佳时，盼抒己见，庶免贻误，深感幸甚。

黄海波

壬寅年仲月青城

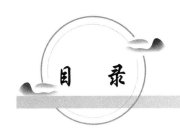

目 录

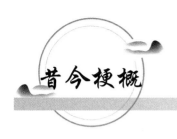

一、继承中医前后

因舅父是当地著名的中医，故我深受其影响。一日，问舅父："我能学会中医吗？"答曰："人非生而知之，乃学而知之也。只要专心学习，不仅能学会，而且还可精益求精。"此言鼓舞了我继承中医的信心。我自1932 年（16 岁）起便随舅父学习"四部医典"及历代医家名著，并不断随诊见习。由于舅父的亲教口授，5 年后我便可以诊治常见疾病，故而出师。

1940 年，我因战乱逃生至归绥（今呼和浩特市），机缘巧合参加了当年的中医师考试。当时参加考试的共有 9 人，考取了 3 人：王凤岐第一，我第二，任梦林第三。三人均给予"中医证书"，准许个人行医。

二、初来归绥从医情况

取得《中医证书》准许行医后，我心里压力很大，认为自己初由农村来到城市，医技浅薄，经验不足，又听说市里新旧城有中医 80 多人，其中有名的也不在少数，如新城冯尽忱，旧城芦子裔、芦耀华、张品三、宿华庭等。而我年仅 20 多岁，又怎能吃得开呢？经过再三思考决定：一是认真复习医典，以中医理论联系临床实践探索；二是对患者诊治细心，和蔼如亲，有钱的可收"脉礼"（诊费），无钱的不要；三是实事求是，知者为知，不知者为不知，慢慢来；四是同老中医加强联系，虚心学习他人之长。

就这样，在本地乡亲的协助下，我便开始了中医生涯。一日，我乡兄说："有一位好友，是新城资材铺的曹掌柜，两年来患病卧床不起，明天我让人领你去看看。"第二天，有人领我前往。曹掌柜，男，57 岁，经四诊：望其面部颧红，鼻色暗黄如土；闻之呼吸表浅；问其言声微低；诊其脉浮而无力。据此，系久病阴气不能内守，阳气外浮反照之凶象，属危候命绝之兆。诊毕，同家人安慰未开药方，便回家。乡兄问："曹掌柜病怎样？"

我说："据诊病情，甚危。最多活不了半月！"兄听后惊说："我得快去看看。"他看后回来问我说："你走后，人家又请旧城某中医看，给了方药，说没关系。你可不要随便讲，你年轻又刚到此地……"之后，果于第13天故去。

不久，旧城某绸缎庄的一位陈太求医，34岁，经问诊："半年来下身出血，时多时少，血色紫黑有条块，下腹时而隐痛胀坠，久治不愈。四诊后，我诊为"崩漏"。病因乃宫寒血瘀所致，瘀血不去新血不生之故，谓之"痛则不通"的病证。治法当宜温经化瘀，使瘀血去，新血生，才能痊愈。遂拟一方内服药两剂。

两天后，同乡前去看她，问药后怎样？她说："那药未吃，因我的病已经几位老先生看过都无效，这位年轻中医怎能治好呢？"同乡说："您没吃这药怎么知道？不妨试试嘛！"她听后便服了这两剂，果然腹痛消失，出血亦减少。随后又派人请我复诊，病情确属好转。效不更方，再3剂药后便痊愈了。

然而，在诊治中，也有患者治而不愈。某日遇一男性患者，43岁，两月来小便不利，小腹满坠，令人欲尿不出，甚感痛苦。曾经几位中医诊治，以利尿方药无效后，邀我诊疗。我认为属"癃闭证"，以通利小便为主诊治，但亦不愈。患者又请芦子裔老先生来看，4剂药显效，又4剂则愈。为了学习他人之长，我便去向芦老先生请教。他说："这位患者属肾水亏竭，无尿可利，焉能治愈。必须以大剂补水，使水液充足，其尿自利才好！"我听后深受教益，进一步提高了辨证施治的水平。之后，我从乡兄家迁至新城鼓楼东侧32号，每日上午在此门诊，下午便到旧城北门外福昌和药铺坐堂应诊。但由于当时多数人民生活贫穷，许多人患病无钱治疗，故我除不收诊费外，有时还会替无钱买药之人付药费。如一位拉三轮车的赵某，他老母病重，无力治疗，我诊治后便给了他1元钱去买药，病愈后他非常感谢。在当时，这样的事倒也是不少的。

三、中华人民共和国成立后的中医生涯

中华人民共和国成立后，党和政府对中医十分重视。1950年，国家对全国中医甄审，我经审批合格，发予"中医师证书"。同年，呼市（即呼和浩特市）卫生局举办中医进修班，我报名参加，学习一年期满，发予"毕业证书"。1953年，呼市成立了卫生工作者协会，西医李信三当选主任，

我当选副主任，领导全市个体开业医师学习党的有关政策。大家响应党"组织起来"的号召，一致同意于当年8月成立呼市东顺城街第一联合诊所。此诊所是我让出自己的住房与大家集资办起来的。大家共同推选我任所务主任，朗永和任所长。开诊后不仅常见病很多，疑难患者也不少。不久，中医邓占元、邓子厚、冯尽忱三人志愿参加，并将邓占元选任副所长，将邓子厚、冯尽忱二人派往火车站成立的分诊所。我们这个联合诊所的全体医务人员，团结一致为人民服务，受到了患者的好评，得到了上级部门的表扬，并带动了全市医务工作者的积极性，继而也不断地联合起来了。

1954年，我当选呼市第一届人民代表大会代表（简称"人大代表"）和政府委员（连任二届），并被选为内蒙古自治区第一届人大代表（连任三届）。同年，我以呼市人大代表团成员的身份参加了国庆典礼，受到了党中央领导人的接见，并在观礼台见到了毛主席，我心情特别激动和高兴。

四、中医进入医院大门

1956年，呼市党政和市卫生局领导，将我们东顺城街联合诊所的全体人员和财物纳入了呼市医院，成立了中医科与针灸室，任我为中医科副主任，主治中医师。市医院除设中医门诊外，还成立了中医病房，病床由35张很快发展到70余张。当时全国开展了"西医学习中医"的活动，呼市医院领导对此十分重视，抽调内科主治医师沙仁图亚、齐保英二位同志到中医病房学习，并开展中西医结合医疗工作，以及中医给各科实行会诊的工作。在希拉太主任的协助下，我到外科开展了"阑尾炎"不开刀以中医药治疗的工作，有300多例患者收到良好效果。我还在妇科开展了以中药治疗"子宫外孕"的工作，亦获得成功。

于是，我除定期门诊外，其余时间主要在病房开展对肝病、胃病、肾病、肺病、关节病、妇女杂病等科研医疗工作，并做了完整的病历总结论文，于内蒙古自治区成立15周年在《内蒙古中医论文汇编》中发表了8篇。同时我还开展了"中药避孕动物实验"的研究和研制"针灸仪"、治疗烫伤的"蛋发膏"等工作。在兼任呼市地区中医学会副理事长期间，我在学术会议上多次做经验交流，为中医事业的发展做出了贡献。

五、调市中蒙医研究所

呼市卫生局根据具体情况,成立了中蒙医专门研究机构,以便发展中蒙医事业,派遣了在呼市医院中医科工作的刘润平同志和我二人去负责筹备工作,并于1979年1月在呼市大南街成立了呼市中蒙医研究所,并将我和针灸中医师杨九戊、著名老蒙医沙拉布朋斯格等人调来,任命我为该所副所长并晋升为主任中医师,同时兼任呼市中蒙医学会理事长。此后,我被选为内蒙古中医学会常务理事,呼市政协第五、六届常务委员。这时,我一面门诊为患者服务,一面抓紧整理临床经验和总结中医药研究工作。

多年来我除治疗中医科杂病外,对妇女疾病的诊治也颇多,探索了一些经验。我认为妇女疾病在"辨证"中主要抓一个"血"字,因妇女"生理以血为主,其血属阴,畏寒喜温"。妇女多因寒致瘀从而发生各种月经病,所以,在"论治"方面,我常在妇女月经期给予"温经化瘀"之剂内服,疗效甚佳。对妇女平常所发生的疾病,我在"辨证"中还抓一个"气"字,因妇女善郁(爱生气),而气为血之帅,气滞则肝郁,肝郁不舒则易伤脾,故而时常发生各种病证。所以,在"论治"方面,我惯以疏肝解郁之法,使气调达,则诸症速愈。同时,不论气滞或是血瘀日久而致"虚"者,我亦不采用"补"法治疗,而是以疏、调、益、和之法,灵活化裁方剂施治,故能获得"治病求本"的效果。因此,逐渐形成了一门中医妇科诊治常见病和疑难病的学术思想。

我认为:医者之术,理应传于后人,莫过于撰著成书。但必是亲治其证、实践获效者,方可传于后。而对治之无效或有失误者,亦应列举。绝不以妙语成重或是揣度立方及抄袭古今医家之言去贻误后人。

于是,我在1981年完成了《妇科证治验录》一书,1982年由内蒙古人民出版社出版,全国发行后,受到了中医界的广泛好评。如浙江中医药研究所竹剑平教授在《内蒙古中医药》杂志1986年第三期发表书评说:"《妇科证治验录》一书的特色是:一、编排新颖,别具一格;二、化繁从简,突出重点;三、注重临床,不囿旧说;四、强调腹诊,颇有启发。"同时我还收到各地中医的来信,一致说这一妇科专著的论述毫无抄袭之嫌,实为个人临床实践经验之谈……1986年11月10日这本书还获得了呼和浩特市科学技术协会的特等奖。我于1986年12月1日参加了在福州市召开的全国中医妇科第三次学术会议。在会上,我介绍了诊治妇科的经验并学习了各地中医专家治疗妇科疾病的特长。我先后写了论文30余篇，并在省级、国家级杂志上刊载。

在培养后继人才方面，自到医院从事中医工作以来，我除进行中医教学外，还先后带授了包括子女在内的20余名中医徒弟。他们不仅成为了各医疗单位的骨干，而且有的在中医药科研中已有新的发展。如长子黄海波，从学习继承中医经验后，便在呼市中蒙医研究所从事临床工作，刻苦钻研，在诊治妇女月经病所致的"不孕症"中，发现了男性精子异常甚至无精子等男性原因也可导致"不孕症"的发生。因而他常言："妇女不孕乃经病，经调无子者，男性之故。"于是研究中药组方，制成了各型"增精丸"。经实践验证，效果良好，为男性不育的治疗提供了广阔的前景。1985年10月在《健康报》头版中载有"攻克男性不育症出现希望之光中医师黄海波研制成功增精丸"的文章，使得全国各地区的不孕不育患者不断前来就诊。1987年5月，黄海波在首届全国中医男性学学术研讨会上发表了"增精丸治疗男性不育症376例临床观察"的报告，被评为优秀论文。首届中华中医药学会外科分会男性学专业委员会，黄海波为全国18位委员之一。

此外，他还参加了《中医男科临床治疗学》一书的编写，1990年同上海黄平治主任共同主编出版了《男性不育的诊断与治疗》，并发表了多篇学术论文。

鉴此，我被呼市卫生局和所在医院多次评为先进工作者。同时，《呼和浩特晚报》《内蒙古日报》对我进行了多次采访，并以不同的形式予以报道。1983年原中华人民共和国劳动人事部等部门联合发给我"少数民族地区科技工作者荣誉证书"。1985年呼市政协召开了"政协委员为四化做贡献"的表彰大会，并授予我"荣誉证书"。内蒙古自治区党委宣传部、组织部人才科学研究所等部门在编写《内蒙古优秀科技人物及成果》一书时，将我列入这一史册。1987年，中国《瞭望》周刊31期外文版以"一个有建树的塞外中医"为题报道了我及子女对中医事业的发展所做出的贡献。1990年7月，《中国当代中医名人志》将我列入第一卷。

六、离位志不休

我从事中医工作六十多个春秋，深刻了解到，正是在中国共产党的领导下，走社会主义的道路，才使得我有了后半生的工作成就和幸福生活。

　　我在 1988 年退休, 除兼任中蒙医学会名誉理事长和内蒙古中医药学会名誉常务理事以及呼市政协老委员联谊会委员外, 仍于每周二、四、六上午去门诊, 热情地为患者服务。我虽然年逾古稀, 但仍要像一棵不老松一样, 每逢春风之时生发新的枝叶, 迎夏季番秀, 废秋令容平, 保冬气闭藏, 年复一年, 永为我国中医事业的发展、为广解民间疾苦做出应有的贡献!

(黄惠卿)

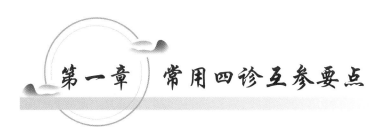

第一章 常用四诊互参要点

望、闻、问、切"四诊",是中医诊察疾病、采集信息最基本的方法,为"辨证论治"奠定了可靠的基础。但由于四诊理论涉及病体内外,在与实践结合互参运用中,如何择其要点,得知疾病主证,须有一定的硬功夫,并要有技巧性。早在《难经》就有这样的记载:"望而知之谓之神,闻而知之谓之圣,问而知之谓之工,切而知之谓之巧。"确如此者,方可免误。

历代医家运用四诊之序,多以望诊为首,所以,常把中医诊治疾病称为"看病"。近代中医习惯把"问诊"放在第一位,知其病必先闻其证。问、望、闻、切依次诊察,亦具有现实意义。

一、问诊

问诊是医生接触患者的开始,是诊察疾病的第一步。"省疾问病,务在口给"。究竟如何问呢?《素问》中指出:"诊病不问其始,忧患饮食之失节,起居之过度,或伤于毒,不先言此,卒持寸口,何病能中。"张景岳在《景岳全书》中又把问诊内容编为十问歌诀,陈修园在此基础上,稍加修改,曰:"一问寒热二问汗,三问头身四问便,五问饮食六问胸,七聋八渴俱当辨,九问旧病十问因……妇女尤必问经期,迟速崩闭皆可见,再添片语告儿科,天花麻疹全占验。"可见中医学极为重视问诊。在一般情况下,根据十问歌诀和具体病情进行针对性的问诊即可,但经验证明,必须注意两个要点。

1.必须问明主症

在问诊时,除问一般项目,即姓名、年龄、性别等外,不论对一病一症还是一病多症的患者,皆不可三言两语告终,必须将其主症问明。同时须问明初患时间,并注意有些因素一时尚未反映在患者应有感觉的情况。因而还须问现在最明显的自觉症状,并注意与所问本病应有之症之间是否相符。否则,辨证必错,论治则误,其误诊在于医生问诊和患者主诉之间的一"症"之差。

　　例如：感冒一病，一般认为属于小病，往往不予重视。岂知感冒病因、病变、病症复杂，若对一症问而不明导致失治，便可引起其他疾病。余常对弟子说："能辨治感冒病的，也是一位好医生。"如患者的主诉为发热恶寒，鼻塞流涕，头痛身疼等，那么如何知其要点呢？除问明初患时间外，不论病时长短，还必须问其有无"恶寒"这一主症，将其作为辨证要点。因"有一分恶寒则有一分表证"，所以表邪未解，论治则应解表，但解表又有风寒和风热之别。一般说来：凡突然发热恶寒者，多为外感风寒感冒，治宜辛温解表，疏风散寒；如渐起发热恶寒者，多为内热外感风邪所致的风热感冒，治宜辛凉解表，祛风清热。其他外感疾病的问诊亦如此。

　　2. 注意主诉语言

　　有的患者能够真实确切地叙述其自觉症状，有的则不会形容其具体病痛，当问诊缺乏可靠时，能否耐心、慎重、客观地问诊，就显得尤为重要。特别是当患者运用"方言"或"土语"叙述病症时，须特别注意其所述内容与中医术语是否相符。若有不符或误解时，应反复询问，以免贻误病情，影响论治效果。根据经验，这是非常重要的一环。

　　问诊方法之要点，初诊和复诊之间必须有别。经验证明，各有不同，暂不详论，只将临证实践，言简意赅述之。

　　1. 初诊之问

　　初诊之问是根据疾病和患者主诉，顺藤摸瓜、追问到底，同时注意主诉是认为最主要之症，然而并不一定代表疾病真正最主要之症。这种情况，则应从某一疾病内在出发，判断其应有之症和主诉是否相符。不符者，要考虑病变出现的非应有之症，即假象。

　　2. 复诊之问

　　复诊之问，其要点是问患者服药后，主症改变怎样？除可察知外，关键在于患者的主诉。如说有效，则不更方；疗效不显，则根据初诊复问。何症稍减，何症未变，予以随症加减施治。说无效者，详问可靠后，施以应变治法，此乃中医复诊问诊的要点。但是，有的患者能将初诊药后的自觉症状是否好转真实地诉说；有的则不能确切地描述；有的无效反而说病症见轻；也有的确获良效却偏偏说无效。对这几种可信而又不可信的主诉，须针对与其病史有关的自觉症状仔细询问，并力求与中医术语相符，以求得患者药后有无效果的确切印象，并详察有无失误，再与望诊合参。

二、望诊

望诊是根据"有诸内，必行于外"之理，用视觉观察患者的外部变化所得，主要是望神色和形态等。《内经》云："审察泽夭，谓之良工，沉浊为内，浮泽为外……五色各见其部……察其散搏，以知远近；视色上下，以知病处；积神于心，以知往今。"实践证明，遵照古人望诊的启示，确有许多疾病能用眼睛看出来。但是，由于历代医家对望诊理论，尤其对形态神色的分部望诊，不仅阐述详繁，而且临证所见病变不一，完全对照，亦不可靠。因而多年来，余从繁化简，主要望其形气、面色、眼神、皮肉、手掌、指甲、唇、舌、喉等反应，察其顺逆，用脏腑、八纲等辨其属性，有较强的诊治价值。

1.形气

首望患者的整体和气色。形姿坚浮，神色润泽，气色鲜明，为形气相得，人虽病，谓之顺而易治；反之，则为逆而难治。

2.面色

望面部常规可分为青、黄、赤、白、黑五色。以气色轻重，各有所主，在临证时常以赤、白二色为要。颜面或颧、颊赤红者，多为心肝郁热，气血上冲所致；颜面鲜艳如妆者，乃阴虚阳越之故；颜面色白者，为心脾肺虚所致；面色㿠白者，为脾气衰败所致。气血方弱者，一般为顺证；病程长者，多数为逆证。

3.眼神

望眼神主要是望两目神气。不论疾患新久，其表现主要有二：一是目转不闭"瞋睛"者，为阳气盛，现病为邪热在内上壅所致，为顺；久病则为逆。二是目闭不张"瞑目"者，为阴气盛，现病为阴盛格阳，阳气被拒所致，为顺；若久病见之，则为阴阳欲绝之兆，为逆。

4.皮肉

外观皮肉之变，可知脾肺成败。现病消瘦而形气未夺者，乃脾肺暂虚所致，其病无虑；若病而逐渐消瘦，皮肉枯槁者，为脾肺之气将绝所致，属恶候。见皮肉肿胀，按之如泥，凹陷不起者，为脾经寒湿停留，或肺气不宜，或肺不能通调水道所致，属实证；若按之凹陷，举指而起者，为脾肺两虚，气津不乘之故，属虚证。

5.手掌

淡红黄为手掌之正色。手掌赤红者，为脾阳壅盛所致，日久者，为脾肾阳虚所致；掌心发白者，为心脾两虚所致；掌呈干燥或皲裂者，为脾津不乘所致；手心汗多者，为脾虚不固所致。

6.爪甲（即指甲）

爪成半椭圆形，色微红，为正常。若现白色，为气血两亏所致；色青者，为心肺气衰所致；色紫者，为气血瘀滞所致；爪甲凹陷或撕裂不平者，为肝肾亏损所致。但亦应同年龄结合考虑。

7.唇

唇为脾之外候。"脾之和肉也，其荣唇也。"除望口唇杂证外，重点视唇红白二色，可知脾经病变。唇色呈紫红者，现病多为脾经蕴热，热邪上蒸所致；久病多为气滞血瘀之故。若唇现淡红或色白者，现病多为急性失血，血少暂不荣唇所致；久病多属脾虚阴亏，气津不能生达于唇所引起，多为慢性血虚之患。

8.咽喉

咽部疾病有多种，且易于发生，临证必须详望。对脏腑气血虚弱的慢性患者，亦应注意望其咽喉，尤其对青少年儿童，更不可忽视，否则就会失误。如见咽部潮红，日期短者，为肺胃蕴热，上蒸于咽所致；若日久者，则为热灼于肺阴，津不上乘所致；如属长期者，乃为肾阴亏损，咽喉失养所致；如见喉部红肿者，则应分辨喉疾，如各种乳蛾等。

9.舌

望舌是望诊重点之一。其理论对舌的形态、色泽、动态和湿润干燥程度以及荣、枯、老、嫩及按舌的部位分辨脏腑气血病变，阐述甚详。在实践中，须从两方面考虑：一是察脏腑气血，尤其是脾胃之疾的虚实与轻重程度，其重点是望舌质和动态；二是察疾邪寒热的深浅与胃气的存亡。其重点有如下几点：

舌质： 色泽淡红或白嫩者，为肺脏气血亏损所致；色泽红紫者，为热壅或血瘀所致，需视其色泽程度，辨其轻重，凡过于红紫白者为重。

动态： 不论任何急慢性疾病，舌的动态，如见伸舌颤抖者，为心阳不振所致；舌伸能过唇者，为心阳衰弱所致，其病易治；舌伸不能过唇者，为心气衰弱严重的表现，其病难治。舌偏于一侧或不正者，为肝风内动或风中于络所致，乃中风先兆。舌伸出时上下搅动者，谓"弄舌"，多见于小儿，为心脾积热所致，是招风易感之兆。

舌苔： 除常规望舌苔的厚薄，色泽以辨寒、热、虚、实等外，还可通过观察舌苔的有根和无根来知胃气的存亡。"有胃气则生，无胃气则亡。"特别是对慢性病和疑难病，对推测吉凶很有价值。看舌与苔如同地和草一样。苔是从舌质长出的，有根苔，为有胃气的表现，其病易治；若舌苔极薄，看上去像色涂一样的，为无根苔，为胃气弱或胃气极虚或无胃气的表现，其病难治。临证时，若单以苔薄为虚，厚腻为实，那就大错了。因脾胃气虚亦往往会出现厚腻舌苔，为乃气虚不化所致，必须仔细辨认，鉴别气虚还是血虚，以及虚实程度，不然则误之。

三、闻诊

闻诊是指听患者的声音和嗅气味两个方面。实践证明，除闻一般的语声、呻吟、呼吸、咳嗽、呃逆等和口腔及其他排泄物的气味外，还须根据患者病期新久，听其特殊语声和气味，并与病证结合，来分辨寒、热、虚、实，尤其是对辨病轻重，病情顺逆，是比较可靠的。所以，应对以下几个要点给予十分重视。

1. 语声

一般来说，患者的语声或呻吟低微，不愿多说话的，多为虚证、寒证和慢性疾病的表现。但临证所见的某些实证、热证，尤其是剧痛病证，也往往有语吟声音低微，不愿多说话的表现，此时须仔细闻辨，若声高多言者，乃痛证加剧难忍之故。这种特殊表现，不得不加以注意，如认为是虚寒证则误矣。

又如发现患者声高有力，烦躁多语，且语无伦次者，曰"谵语"，多为实热证的表现；同时亦应注意某些剧痛的患者，若出现声高胡言乱语的表现，则多为寒气凝郁所致，其均为顺而易治。若久病虚极或元气欲绝的患者，出现阵发性声高，烦躁谵语等表现的，则为神不守舍，回光返照的征象，其为逆，病难治，须加以细辨。

2. 呼吸

呼吸不仅可以辨认虚和实，亦能鉴别寒与热。有的以闻为主，有的以患者主诉为主，两者结合互参，在临证实践中很有价值。

闻虚实要点：如呼吸短促，为虚为实，不足为据，须加以患者主诉仔细辨别。深吸气后自觉舒服者，谓"气短"，多为心肺正气不足所致，属虚证；若呼气之后感到松快者，曰"憋气"，多为肝胃邪气有余所致，属实证；闻其呼吸不利，而主诉唯以长出一口气为快者，叫"善太息"，为肝胆郁结，肺气不宣所致。

辨寒热要点：如感冒鼻塞或咳嗽，凡患者感觉鼻呼气有灼热感者，为风热感冒、肺热咳嗽；无灼热感者，多为风寒感冒，肺寒咳嗽。

3.咳嗽

闻咳嗽的要点分新病和久病。新病咳声嘶哑者,多为风寒侵袭所致;声重浊者,为肺热不宣所致。肺属金,金空则鸣声正,金实则鸣声失。久病咳嗽,其要点是闻咳声由上焦发出的还是由下焦发出的。若咳声从上焦发出的,称为"无底音",为"丹田"气力不足的表现。丹田是男子精室,女子胞宫所在之处,此乃以肾为本,肾气亏虚不能上达,故而咳声少气无力,多为逆证,其治较慢或难治。若咳声从下焦发出的,则称为"有底音",为"丹田"气力充足表现,是肾气旺盛,水制心火,肺金不受其克之故,虽久咳亦为顺,治则较易。

4.呃逆

若发呃逆,声强有力,频作不已者,为肝气上逆,胃气失降所致,属实证或热证;亦有寒气突袭与胃气相冲作呃者,其声低怯,往往时作时止,多为脾胃虚寒,升降失常之故。两者皆为顺,短期者,不治可渐瘥。病久者,遣方精护亦可愈。重点是注意日久的慢性患者,若忽见呃逆者,乃胃气败绝之兆,为逆证,须加以重视。

5.嗅气味

在一般情况下,常由患者主诉告知,可加以考虑,如口臭、小便、大便、月经、带下异味等。如有特殊气味,医闻证实,则可作为辨证论治的依据。如消渴患者出现口有苹果酸味,嗅尿发甜的,均属重病,为脾肾阴虚已久所致。现病口臭者,多为胃肠积热或宿食停滞之故;久病口臭者,多为脾胃虚寒化热所引起,但必须注意恶疾病变,否则亦误。

四、切诊

切诊是指切脉和按诊。经验证明,切脉是诊察疾病的一种技巧之术,亦非常重要。可是古代医学家把"切"字排在"四诊"之末,言明首先通过问诊和望诊、闻诊,同时加以触按患者病处,而后切脉。从实践而言,最后切脉并与所辨之证对照是否相符,从而论治是从脉舍证还是从证舍脉。通过详细分析来判定病变是有现实意义的。因此表明,切脉不是诊治疾病的唯一方法。

《素问》曰:"诊病不问其始……卒持寸口,何病能中,妄言作名,为粗所穷。"就是说,医生对患者不问发病的起始和因证,单凭切脉是不能得知确切病情的。战国时期,杰出的医学家扁鹊最长于诊脉,曾曰:"持脉之道,如临深渊而望浮云,胸中了了,指下难明",这又说明了切脉理论与实践相结合的不易和真正掌握切脉的艰难性。但有人学了一点脉诀，便单用"三个指头，一个枕头"来切脉，穿凿附会，以讹传讹。固然，并非言及切脉绝对诊不出病情来，脉乃血脉，气为血帅，血脉气息，周身循环，人体受病后，迟早会反映在气血之中，必有脉变，因而在脉变的形态上，来判断病变是很有道理的。但要承认，脉瑕瑜互见，不可借此加上玄学外衣，也不可按理论逐一逐二地去对照。

中医学中脉的形态常见的有 28 种。多年来，余在临证实践中，常以浮、沉、迟、数为纲；滑、涩、促、结、代为目。尤其对脉动的有力、无力特别重视。在手指举按寻的思索下，以辨别阴阳的盛衰为本，寒、热、虚、实为标，鉴别病邪是由外侵袭，还是由内而发，分析病变在某脏某腑、某经络，在气在血的轻重和正与邪相争的进退程度。进行仔细诊察，以过往之经验，决定现今的诊治。除注意切脉常规外，还须特别重视下列几点：

1.切脉方法

经验证明，在理论上言明切脉的方法中，布指举按寻其浮、中、沉三部是非常重要的。因浮可察知心和肺；沉可察知肝和肾；浮沉之间，即中部可察知脾和胃。但必须以气息候其五十动，才能寻求五脏之脉是否正常，绝不可按其一秒而了之。

2.五脏常脉

知其常才能知其变。心脏之脉宜浮，心脉之浮，浮而长，心主血，其动力大则长。肺脉之浮，浮涩而短，肺主气，气行血则行，上下循环，故浮涩短为常。肝胃之脉宜沉，肝脉之沉，沉而长弦，肝主疏泄，泄之则以长弦为常。肾脉之沉，沉实而软，肾纳精主藏，沉实而软为守则为常。脾胃之脉，宜轻浮而缓，固脾主化，化则升，所以轻浮，胃主纳，纳则降，脾升胃降故缓为常。反之，则知某脏发病，按寻诸脉之主病来分别辨之。

3.诸脉主病，实践得知

由于病变不同，人体内部气血的反应各异，其脉的形态和至数也不一样。但对某一种具体病证来讲，则有宜与不宜的表现。由此不仅可知疾病的属性和轻重情况，而且可判断病变的顺逆和预后。因而在临证切脉时，主要是以浮、沉、迟、数四脉为纲，其他脉象为目。

浮脉：一般说来，浮脉主表，里必不足。但须以切其有力、无力和现病、久病浮脉的不同为要。现病浮而有力者，多为风热和气血有余所致，正邪皆盛；无力者则多为气血两虚所致，均为顺且易治；久病见浮者，不论有力或无力，均为逆而难治。这是久病阴气不能内守，阳气浮越的特殊表现，多预后不良，须在诊治中注意。濒湖老人的《脉诀·体状诗》曰："浮脉唯从肉上行，如循榆荚似毛轻，三秋得令知无恙，久病逢之却可惊"。临证时切记！

沉脉：临证所见的沉脉，一般都属于脏腑的内伤病变，外感疾病往往少见。若切见沉脉，则首先应从有力和无力来分辨虚实。沉而有力者，为脏腑气血凝瘀积聚，或经络阻滞不通所致，多属有某处疼痛的实证；沉而无力者，则多为痰饮、气郁内伤，运行不畅所导致的转移痛，发作不定，为虚证。与此同时，必须鉴别：沉而无力虽为虚，但若有积聚之证者，乃为虚中夹实的特殊情况。这是不得不辨的要点，因而在实践中获益匪浅。

迟脉：凡切见迟脉者，一般都认为属于脏腑寒郁的病变。但必切其有力和无力，以迟象偏于寸关尺部为分辨病变的关键。偏于寸口，有力者，多为胸部寒邪闭塞或心阳郁滞的实证；无力者，则为胸寒气微或心阳不振的虚证。偏于迟部，有力者，多为下焦寒湿郁结，溲便不通的实证；无力者，则为肾阳亏损的虚寒证，男子多出现精滑不固的表现，年老者多出现溲尿失禁的表现，女子则会出现带下清冷等表现。偏于关部，有力者，多为脾胃积冷，胀满不纳的实证；无力者，多为脾胃阳气微弱，能纳不能化的虚证。总之，迟脉主要是阳虚阴盛所致。知此则应考虑采用"消阴须益火"的论治法则。

数脉：临证常见，指下易明，因其一息六至是也。数脉是阳气亢盛，大热灼阴所致。因而在实践中，主要须分辨阳盛火热燔灼阴液的程度，病变顺逆，重点可分三种数脉的情况。

数而有力：常见于急性热病，为阳盛火热的病变，属实热证，为顺。论治应用苦寒凉泻之法，使火热速去。否则，即燔热灼阴。

数而半有力：多见于急性病转为慢性病的情况，可由火邪伤阴和慢性消耗，以致血亏阴虚所致，"阴虚则内热"，属虚热证，为顺逆之间，治宜甘寒养阴，补肾壮水之法。失治者，则会导致虚热耗阴，阴虚渐亏。

数而无力：多见于久病，由于病久虚火旺盛，阴亏已极所致，多为虚痨的病变。例如：肺痨（结核病）而失治者，往往脉数无力，不仅为逆，而且最忌秋季见之。肺病秋深，脉数可畏，这与"天人合一"有重要的关系。肺气属秋，秋为燥季，燥伤阴津，因而对肺痨病或其他虚痨病证更加不利。又见数脉无力，已说明阴亏已极，再遇燥季，所以可畏矣。论治法则，应急需温补。否则，必将阴竭阳绝。屡验无失误也。

4. 兼脉主病

各脉相兼，则见诸证。每一种脉象，独见者较少，兼见者为多。尤其是在各种复杂的病证中，往往是几种脉特别是两脉兼见，因证大不相同，因而必须详辨。从何脉为主？以兼脉为主，同时以切诊各脉时所强调的有力和无力为要。例如：浮脉相兼，浮脉主要见于外感表证，也可见于内伤里证。如浮而兼紧的，是由于风寒外邪侵袭所致，有力者，为寒邪束表所致；无力者，则为里虚生内寒所致。浮而兼数的，主风热，有力者，多为热邪旺盛所致；无力者，则为虚热或内热生风所致。沉脉相兼，沉而兼迟者，多为寒湿为病；沉而有力者，一是由寒湿外侵所致，一是由饮冷内停所致；无力者，一是由脾虚气郁所致，一是由命门火衰所致。沉而兼数者，常为火热内蕴所致；有力者，为实热炽盛所致；无力者，则为虚火内生所致。沉而兼紧者，为寒凝气结所致；有力者，为寒气郁结不通的实证；无力者，则为虚寒内生的虚证。沉而兼滑者，是痰饮宿食为病；有力者，多为蓄积内停所致；无力者，为气虚不行所致。沉而兼涩者，是精血之病；有力者，为寒气内阻所致；无力者，则为血少精亏所致。沉而兼弦者，多为肝胃病；有力者，为肝气郁结所致；无力者，则为肝郁脾虚所致。

5. 促脉、结脉、代脉

这三种脉象，临证皆常见，其理论言明，以不同的脉动间歇而论。促脉来快，其动有力，间歇不定，为阳盛火亢，亦因气滞动停所致，多为实热证；结脉来缓，其动无力，时而一止，主阴盛气结，亦有凝滞，多为寒实证；代脉未止，有其常数，良久乃动，是脏气衰弱，心脏有疾患的表现，多为气血两虚所致，亦可见于因虚致瘀的虚中夹实证。同时在实践中所见的促结代脉，一般现发病变少见，而慢性病变则常见。慢性疾病突变亦常有之。因而临证诊察时不以脉动快慢间歇为主，而以有力和无力为要。如现病见促脉有力者，治宜用泻火通滞之法；无力者，治宜用养阴生津之法。结脉有力者，治宜用行气活血，温经通络之法；无力者，治宜用补气助阳，温养血脉之法。代脉有力者，治宜用疏肝解郁，宽胸理气之法；无力者，治宜用补益心脾，滋肾养肝之法。这样分别论治，往往脉飞则平。这是对促结代三脉，以有力和无力为辨证论治要点的可靠经验。

总之，切脉是诊察疾病的一种方法。脉乃血脉，气血之先，血之隧道，气息应焉。凡人病，不论外来或内患，无不反映在血脉之中而见诸脉之形，但在实践中，还应注意人病脉未病，脉病人未病，脉虚见实证，脉实见虚证，热极脉涩细，寒极脉滑数等以及脉证不相符的情况。在辨证论治方面，要舍脉从证，舍证从脉，各取其义。只有四诊合参并与疾病主证结合分析，才能求得正确的诊治。

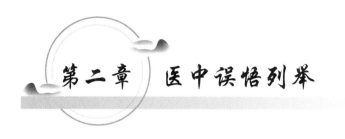

第二章 医中误悟列举

问诊中的失误而悟

某农妇,37 岁,患痢疾来就诊。

问曰:"您哪儿不舒服?"诉:"跑肚(腹泻)十几天了。"

该病之症包括便溏、黏液或脓血以及腹痛、里急、后重等。由于病因不同,发病日期长短不一,各证有别,因而必须将其主症问明。

"您拉的是不是稀便?粪便是否发黏,有无脓血?"答:"拉的是红白黏团团。"

"您一天拉几回?""十几回。"

"肚子痛吗?""痛!"

据此断为"痢疾"。

随问本病应有之症:"有没有'里急'?"摇头未答。"有没有'后重'?"微微一笑。

由此可知她不懂中医术语,难辨有无此症。但这是关键问题,遂改为通俗语问:"您一感觉肚子痛,是不是就想赶快去大便呢?"她说:"就是"。已知有"里急"。

又问:"您大便时,是不是想多蹲一会儿,不愿意站起来呢?"她说:"不是。"知她无"后重"。

根据辨证,知该病为脾胃湿热所致,治宜用平胃清热之法。

拟方:炒枳实 10g,炒苍术 12g,姜厚朴 10g,陈皮丝 9g,白茯苓 12g,姜半夏 9g,焦栀子 7g,酒黄芩 6g,神曲 10g,猪苓片 12g,泽泻片 10g,生甘草 5g,生姜 3 片。2 剂,水煎服。

复诊,问:"吃过药好了吗?"她说:"不见好。"余思之:此为屡验有效之方药,何故无效?看来关键在是否有"后重"一证。从而详问:"上次问您在大便时,是不是想蹲着不愿站起来,您说不是。究竟是不是这么回事呢?"她这才说:"我哪里想蹲,站起来总觉得没拉完,就蹲着呗。"根据这次重说,方悟,不禁失笑。这便与中医术语"后重"相符了。后重兼有脓血的辨治法则是:行气导滞,后重自除,活血清热,脓血则愈。

从而改药方为"芍药汤"加减:炒白芍 25g,全当归 20g,广木香 9g,川黄连 5g,炒枳壳 10g,槟榔片 10g,焦山楂 10g,生甘草 5g,红糖、白糖各一撮[①]。水煎服。

2 剂显效,4 剂痊愈。

【按】

该病问诊之失误,主要在于一个主症不明。其误是因初诊时以中医术语询问患者的主症,她听不懂,而改为通俗语问之,又产生误解,故所治无效。考虑当时之证治理应有效而无效,则必有失误之处。因而又反复问患者症状,才认为与本病应有之主症"后重"相符,余心悟之,改治法则,获得速愈。

经验证明,不论对任何疾病的问诊和患者主诉,所用的"方言""土语"和"中医术语"必须与其疾病之主症相符,才能辨证确切,论治得效。所以,在问诊中要仔细慎重,稍有不符,不可三言两语告终,亦不可在未问及某一疾病应有之主症时便施治,否则必误矣。

望诊单以苔厚辨证论治失误

某男,63 岁,患中风后遗证,半身不遂 3 个月余,请某中医诊治。患者半身不遂 3 个月余,可持杖行走,饮食尚佳,但饭后消化差,大便干结,数月一次且难下。该医望其舌苔厚腻,认为是脾胃湿热结滞所致,故予以平胃导滞通便之剂内服。方药:生大黄 9g(后下),炒枳实 10g,姜厚朴 10g,炒黄芩 7g,焦栀子 7g,白茯苓 10g,姜半夏 9g,焦槟榔 10g,炒麦芽 13g,麦冬 10g,水煎服,连 2 剂。

药后,患者大便溏下 3 次,精神不振,行动困难,卧床不起,后大便干结难下。故而邀余诊之。

问其病史和经过已明,望其舌苔仍现厚腻,细看舌与苔界限分明,不像舌生之苔。据此,认为其病是由五脏大虚,脾胃之气极衰,不能上乘蒸化所致,是苔厚浮着之故,非实证。其按实证治之乃误也。

---

① 一撮:意为少许。为呼和浩特市地方用语。

治则：宜用大补元气之法治之。

方药：选"补阳还五汤"加减施治。

生黄芪 15g，全当归 10g，陈皮丝 9g，炒桃仁 9g，南红花 7g，炒地龙 7g，川牛膝 9g，桑寄生 13g，炙甘草 5g。水煎服，连 4 剂，厚腻之苔消失。

此乃"虚则补之"，元气所化的作用，同时大便干结闭塞亦通，是"塞因塞用"法则之功，是气力充足所推大便下行的效果。根据"治病必求其本"的法则，继续内服 30 余剂后，患者半身不遂逐渐好转，且生活已能自理。

【按】

本病诊治之失误，是望诊时单以"舌苔厚腻"便辨其性质属实，妄加施治所致。经验证明，对任何病证的诊断，必须诸症合参，从"整体观"加以分析，特别要以"内因"为主，"有诸内必形诸外"。舌苔厚腻乃体内元气亏虚，不能上升蒸化所致，其大便干结难下是由于气虚无力推动大便下行之故。因而治宜用大补元气之法，使元气充足，则其病证自可消失，身体也会逐渐康复。这一误诊误治亦应作为教训。

呕吐误诊误治

辛某，男，43 岁，干部。

病史：患者呕吐半年余。每日晨食后，胃脘渐胀，至午则呃逆欲呕，暮时即吐，吐出的食物皆为不化之宿谷，吐后仍饮食，逐日发作，体渐消瘦。自觉病重，随去某医院检查，胃肠造影提示：食管及胃肠通过良好；化验室所查结果均正常。诊断为"神经性呕吐"。收住入院，治疗月余，罔效。便请该院中医科某中医诊治，其认为此由脾胃不和，逆气上冲所致。拟以平胃散、香砂养胃丸、藿香正气散等加减，10 多剂无功。故邀余会诊。

望其颜面晦暗，精神萎靡，舌淡无苔，切脉微细，尺脉尤甚。据此证辨因，知其为脾气虚寒，命火衰微，蒸化无力所致。诊为"呕吐，朝食暮吐"。

治则：温补肾气，暖其脾胃。

方药：选"肾气丸"，改丸剂为汤剂化裁加减施治。

制熟地 25g（砂仁 10g，拌），山萸肉 13g，炒山药 15g，粉丹皮 10g，白茯苓 9g，泽泻片 9g，炮附子 9g（后下），紫油桂 7g（后下），鸡内金 10g，鲜姜片

9g。2 剂，水煎服，每剂煎 2 次合一起，早晚各服 1 次。

复诊：药后，暮吐未作，效不更方。继服 3 剂后，纳化均佳，精神好转。为巩固疗效，改为每日清晨服 1 次，又 3 剂后，病安出院。1 个月后随访，一切正常。

【按】呕吐临证常见，本病证同，但其因各异。患者因下焦火衰，釜底无薪，不能蒸化脾土，故而能纳不能化，终致朝食暮吐而出。治宜用"上证下治"之法，益火之源，以消阴翳；温补肾阴，暖和脾胃。火旺脾健则水谷纳化正常，呕吐自止。若辨为脾胃不和，逆气上冲，则诊治误矣。

癃闭辨治之误

程某，男，52 岁，工人。

病史：患者 5 个月来，渐发尿少不畅，近月余尿液点滴，时而闭塞，欲尿不出，小腹胀闷，腰部酸痛，身热骨蒸，精神萎靡，食欲日减，口干欲饮，自觉病重，邀某医诊治。

问其证与上述无差，望其形体消瘦，皮肤松弛，面色暗红而无润泽，切脉微细而涩弱。四诊合参，辨证求因，知该证乃肾阳亏极，津乏无液所致，是无尿可行之"癃闭"。前医诊治失误矣。

治则：该病若以一般补阴生津之剂，唯恐罔效，宜用大剂方药补阴增液，以达"塞因塞用"之功。

制熟地 130g（砂仁 10g，拌），生山药 50g，净山茱萸 20g，怀牛膝 15g，桂枝尖 6g，车前子 7g（包煎）。水煎服，连 3 剂。

煎服法：每剂加水 4 茶碗，文火煎，余 1 茶碗，复煎 1 次合一起，分早午晚 3 次服下。

复诊：3 剂后，患者小便利下而量增多，小腹空闷感减轻。效不更方，再连进 5 剂，小便通利且无塞感，小腹亦无不适。为巩固疗效，改为每剂分 4 次服，早晚各服 1 次，连服一周，后小便正常，精神恢复，痊愈。

【按】

本患者癃闭，属虚无疑。但辨其证为"阳虚"故失误矣。本病是尿少点滴，欲尿不出，小腹空闷，其脉细涩，乃阴亏之极，水液将竭之故，无水其尿何来？故而癃闭也。据此，必须采用"塞因塞用"之法，以大补其阴为通，使水足尿充以治其本，故获得痊愈。所用方药虽是采用"六味地黄汤"化裁，但不按"地八山山四，丹泽茯苓三"，而是多滋少利，以熟地为君，其用量达130g，可大补阴津，使水速生，为防其腻胃，故加砂仁10g拌之；以山茱萸、山药为臣，可补益虚损，增其精气，兴通阳道；怀牛膝可下行益肾，合而生水；少加桂枝、车前子，温引利之，故而虚寒之极的癃闭愈矣。此乃新陈代谢之理也。

前诊所治之误，是无水而利，越利越伤之故。因此，在临证之中，只有辨证求因确切，才能论治其本，获得良效！

古论崩漏证治之误

历代中医学家对崩漏证的辨证求因，论治其本，立法施治，各抒己见，各有所长，立论繁多。但多以"急则治标，缓则治本"为施治原则。《丹心溪法附余》中曰："治崩次第，初用止血，以塞其流；中用清热凉血，以澄其源；末用补血，以复其旧。若只澄其源而不复其旧，则孤子之阳无以立，故本末勿遗，前后不紊，方可言治也。"

但是，在临证中，按照上述辨证论治法则，特别是《丹心溪法附余》中所提出的崩漏治则次第要分初、中、末三法，并说本末勿遗，前后不紊，方可言治的说法，经本人实践验证有失偏颇。

余认为：如从其他疾病的发生和发展来说，一般地可分为初期、中期和末期。但从崩漏证的病因和病理变化来看，不论任何原因、任何时间都可能发生，它是没有规律性的。崩证出血急而量多，如血色紫黑或有瘀块，如按初用止血，以塞其流，"急则治标，缓则治本"的法则施治，不仅不能收效，反而使瘀血内阻产生其他病变；而崩可以转为漏，漏证出血缓、量少或淋漓不断，也是血色如墨，质黏或有条块，如按末用补血，以复其旧，只会留疾，后患无穷。

再说说崩与漏常常转化发作的情况。有健康的妇女，因暴怒或意外跌伤导致经乱，突然发生崩中而转为漏下者；亦有因体质素虚，过劳或悲思所伤引起漏下或突变成崩者，需要注意的是妇女更年期也是容易发生本病的。那么，何为中呢？又怎能单以清热凉血，以澄其源呢？因此说，崩漏证的治法不仅在初、中、末的区分上是错误的，而且也不符合"急则治标，缓则治本"这一基本法则。由此说明《丹心溪法附余》之论，只看到了疾病的一般性，而没有看到它的特殊性；只看到了疾病的现象，而没有看到本质。

如此，便从医理和实践两方面证实了这一古论有待完善。余多年来细心钻研，对崩漏辨证求因，论治其本亦有些许见解。对崩漏的辨证求因，不分出血急缓，血量多少，时间长短，年龄长幼，体质强弱，主要视其血色、血质、分两望主法，施治其本。其本何在？崩漏是出血之证，是可以亲眼看到的，在"望诊"内容中就包括了月经的色和质，因此一望而知。如仔细"问诊"，由患者主诉而得知的情况，也是比较可靠的依据。辨证以月经的色质为主，求因分两型，施治主二法与方药。

两种病因类型：

1. **瘀血型** 不论出血急缓、血量多少，凡是血色紫黑或暗红质黏，有大小条块，或下腹部胀坠疼痛或不痛，或腰骶部疼痛，或不痛者。

2. **无瘀血型** 不论出血急缓，血量多少或淋漓不断，断而又来，凡血色鲜红或淡红，质清而无黏性，或下腹空痛，或腰酸疼痛，无任何感觉者。

施治二法原则：

1. **瘀血型的治法** 患者出血急而量多的，不用"急则治标"法止血以塞其流，而是以"反治法"中的"通因通用"法为施治法则，用活血行瘀的方药，使瘀血通下，新血则生，崩漏自愈。而对这一型患者，其体质虚弱者，也同样用"通因通用"法施治，因为这种虚是"实"所致，瘀病去则其体质之虚自然恢复。

方药：全当归 10g，川芎片 6g，大赤芍 7g，炒灵脂 7g（包煎），明没药 5g，泽兰叶 7g，醋延胡索 5g，厚官桂 4g（后下），生蒲黄 10g（包煎），益母草 15g，炒干姜 1g。水煎服。一般服 1～2 剂后，出血条块便会减少或消失，血量亦减，4 剂后，出血止而愈。

2. **无瘀血型治法** 当出血急，量多色红时，为防止崩中出血过多，发生虚脱，此时需采用"急则治标"法止血，以塞其流。如为出血缓，量少色红，淋漓漏下不断者，则以"缓则治本"法补血，以复其旧，漏下则愈。

对该型的治疗，一般也不用各种药炭和止血药止血，而是大补元气以治其本，把"标急"看成"本急"对待，也就是急亦治"本"。这是"有形之血不能骤生，无形之血所当急固"的具体体现。"使无形之气生其有形之血"，此乃治病必求其本之良策。

对此常用之方药，多选"安冲汤"加减施治。

方药：生黄芪 20g，台党参 16g，土白术 18g，大生地 15g，炒白芍 15g，川续断 13g，海螵蛸 13g，全茜草 9g，生龙骨 20g（先煎），生牡蛎 20g（先煎）。水加醋少许煎服。一般 2 剂见效，4 剂崩漏痊愈。

【按】

余言《丹溪心法附余》中论治崩漏要分初、中、末，前后不紊，方可言治之欠妥，是经实践验证后所得出的结论。本证和其他疾病的发展变化一样，在任何时间均有虚实之别。所以，分期施治不仅辨证为错，而且施治亦必误矣。实瘀者，瘀血去，新血生则痊；虚损者，虚则补之，补其气，阳生阴长，故而愈。此乃治病求本之理也。

治胃胀便结方药配伍不当

郝某，男，58 岁，针灸师。

患者身体素壮，近 10 余天来，自觉胃部胀满，大便干结难下，日益加重，以致不能饮食，自己诊断为"食积郁热"之实证，遂拟平胃清热通便方药内服。

生大黄 10g（后下），炒枳实 9g，姜厚朴 10g，川黄连 6g，生栀子 9g，焦山楂 10g，炒麦芽 13g，生甘草 6g，水煎服。

服药 1 剂后无效，原方又服 1 剂，不仅大便未下，反而胃胀加重且痛，更加不能进食，而夜睡不宁。自觉病情严重，悲观愁生。患者念及与余素来交好，便派人邀余去诊。患者在诉说病情时，一面叹曰："见病服药无效，并且加重，可能有何病变？"一面递给我药方……余视方笑曰："您病不妨事，请勿虑，可再服即愈。"随将原方中黄连、甘草的剂量减为 3g，水煎服。

当晚药后，至天明时通下大便许多，晨起后又服药两次，随又便溏两次，自觉胃胀大减，晚饭吃了一大碗面条，夜睡安宁。

次日，前往探视，他喜而笑曰："病好了。"随即问余："我的处方服后无效反而加重，您减药之后却能速愈，是医不自治乎？"答曰："否！您针术技高，但用药差矣。您对病情的诊断是正确的，理应用平胃通便之法，但方药配伍有错，治则误矣。其错在量，是大黄和黄连配伍及甘草量大导致的。大黄苦寒性滑，走而不守，固肠生痢，但黄连之性涩，制约了大黄之性滑，又加甘草之性缓而量之大守其中，故而不泻，其胃必胀甚！这是中药方剂配伍法度和何药用量大小之理也。以此说明和其他方药配伍不当一样，不仅治而无效，反而引起病之异变，理应慎之。否则，即可发生治误矣。"

头痛诊治误悟

李某，女，37岁，会计师。

主诉：头痛已达3年之久，时轻时重。经多家医院检查均无所见，不断由中医诊治也不见效，特来求诊。

四诊：患者除自觉头痛外，还常有口咽干渴，但不欲饮而不得少饮的表现；舌质淡红无苔稍干；脉微细无力，其他无明显异常。

据此，余认为此乃阴虚津乏，虚热上扰之故。同时患者将前医不全之方50余张，给余视之，虽有不同，但大都是养阴清热之剂，认为无错，但服无效。如施以其他法治，亦无凭证，只有大补阴津以观其效。余选用"杞菊地黄汤"加天麻、蔓荆子等药组方内服。20余剂无功。奈何？"治之无效，不怕患者不来诊，但恐不断来求治。"因而思曰："病非'膏肓'之证，所治无功，必是辨治有误！"遂以"病有根源仔细看"之理详察。该不外两大病因：不是阴虚就是阳虚，若按阴虚施治罔效，那么其病变可能在于阳虚，但阳虚必有其症，随即复问："您的头痛何时较重？"答曰："常在晨起之前。""您黎明额头有汗吗？""我每到天亮时头前汗出并有发凉感。"从而认为，此为阳虚之特证。患者口咽干燥，非阳虚所致，而是阳气不予上承，津液不生之故，余心悟之。随即选用益气升阳之法治之。

方药：选"补中益气汤"加减内服施治。

生黄芪20g，白党参15g，土白术13g，全当归10g，炒白芍15g，白茯苓10g，麦冬13g，川芎片7g，白芷片7g，炙柴胡5g，炙升麻5g，生姜3片，大枣5枚。水煎服，连3剂。

复诊：药后自觉头痛减轻，原方又连进3剂，头痛则止，额凉汗出不显，口咽干渴消失。认为阳气上蒸，津生，脑气已充。为巩固疗效，改用"补中益气丸"，早晚各服1丸。半月余，病未复发而停药。2个月后随访，已如常人。

【按】

该例头痛证治无效，实践证明，为辨证失误所致！但为何使之心悟，治而痊愈呢？余认为，关键在于患者坚持治疗之故。若治而不愈则了之，岂能得知诊治中的失误？但已说明，凡治而不愈者，必有失误之处。同时更加证明：辨证错丝毫，论治差千里。其误之大，教训之深矣。

产后眩晕所治之误

张某，女，29岁，小学教师。

病史：妊娠足月，前往某医院妇产科病房住院分娩。因难产出血较多，产后回病房后阴道出血似有似无，下腹隐痛，并有头晕目眩，潮热汗出，食欲缺乏，全身乏力，卧床不起等表现。产科检查：血压180/110mmHg；血常规：血红蛋白10g；下腹压痛，阴道有少量血性分泌物。诊断为"产后高血压""子宫收缩不良"。予以降压，补充维生素C、健胃、收缩子宫等对症处理，治疗1周无效。遂请该院中医科医师诊治。该中医师会诊后按高血压病治疗，以含降压成分的中药组方施治。方药：夏枯草13g，桑寄生13g，焦杜仲13g，炒黄芩9g，代赭石20g（先煎），台党参15g，白茯苓10g，生牡蛎20g（先煎），水煎服，连2剂。药后无效，复进2剂，患者自觉眩晕加重，汗出如洗，身热骨蒸，阴道出血似无，下腹痛等证明显。因而邀余会诊。

敬阅病例，四诊合参，其主要证候是头晕脑闷，潮热出汗，下腹胀坠憋痛，恶露量少色黑，而乳汁亦稀少。望其舌质暗红，苔薄白，切脉浮紧无力。辨证认为：此乃产后恶露不净，瘀阻胞宫，痛而不通，冲脉上冲所致。诊断为"产后恶露不尽"。

治则：宜用活血化瘀之法治之，使恶露下行，瘀去新生，冲任调和，则眩晕等自愈。

方药：选"生化汤"加减内服施治。

全当归15g，川芎片6g，大赤芍6g，炒桃仁5g，炒灵脂6g（包煎），生蒲黄9g（包煎），川牛膝7g，益母草15g，炙甘草5g，干姜炭2g。水煎服，连2剂。

复诊：药后恶露量增多而畅行，下腹胀痛明显减轻，头晕目眩亦觉清明，汗出大减。效不更方，复进2剂后，诸症消失，血压为125/80mmHg。根据产后"病减药止"的法则予以停药。3天后，患者自觉无恙，出院。

【按】

这是产后眩晕和恶露不尽的患者，产科检查：血压180/110mmHg，下腹压痛，阴道有少量血性分泌物。诊断为"产后高血压""子宫收缩不良"

是正确的。但前诊医师没有辨证论治，而是采用含降压成分的中药组方施治，因而无效且发生病变。如果说采用中西医结合治疗，则理应确立两重诊断；如果说这是中医治疗，就必须运用辨证求因，论治其本的法则进行施治。但其并未如此做，因此误诊误治了。

对中年妇女经闭证治的误悟

多年来，在妇科门诊中，余不断见到一些中年妇女（35 岁左右），未至"绝经"年龄，其月经便不按时来潮而产生闭经的表现。她们当然认为病矣，因而去医院妇科诊治，查无所见，只能对症治疗，予以乙烯雌芬内服、黄体酮肌内注射等。有的初用可使月经来潮，但至期又闭，再用便无效了。从而又不断请中医诊治，有的服药数剂，其月经便来，停药至期后又不下行，再服中药也不来潮了。

于是，她们认为这种经闭，多治无效，但唯恐病变，故求余诊治者也常有之。在就诊之时，她们首先会叙述其闭经既往诊治不愈的过程，而余认为此乃治疗无效之故。随以四诊互察，有的婚后生过子女，有的未曾孕育，有的形体稍胖，有的现此微证，有的则无任何自觉症状。从而，以中医学之理思曰："有病必有证，无证辨何从"。奈何？只可凭自己的经验，以经闭之一证，采用"同病异治"法则，有的予以疏肝调经等法，有的则予以活血顺经和破血通经，以及补气血，理冲任使其月经通下等法，配伍组方进行施治。有的服药 3～5 剂，其月经便来潮，甚为满意。但是停药之后月经至期又闭，再予诊治发现其经水也不来潮了。

于此深思：妇女这种闭经，并非"膏肓"之证，究竟是什么原因使她们未至"绝经"年龄而经闭且治不愈呢？久治不愈必是辨证求因未明，或诊治有误之故。医理和实践证明：没有原因，怎能有其证？从此，若遇类似治而不愈的经闭，余便抓住不放，必求其因！从"整体观"出发，根据妇女病理变化和生理规律两大特点，先从女子月经初潮开始，顺藤摸瓜，至绝经为止，仔细分析《素问·上古天真论》中之说："女子七岁，肾气盛……二七而天癸至……三七……生而长极；四七……身体盛壮；五七，阴阳脉衰……六七……发始白；七七，天癸竭……"根据这一论述，而知女子一生月经的自然规律是 14 岁左右初潮，35 岁左右开始出现衰退，49 岁左右绝经。但这一生理过程是相对的，必定因人、因时、因地而异。所以，每一妇女的月经闭绝，自然有早有迟。由此可见，凡早期绝经者，自觉和"四诊"察无显症，妇科检查也无所见的，便可排除病理变化之经闭，而确定为生理规律改变的经闭，是"症"同"因"不同，即从此"绝经"了。

根据这一有理有据的分析，余以为这不属于病态，可不诊治。近年来，凡遇到这类经闭的情况，余便嘱其勿虑，月经不来亦为之体。并几经随访，未见因早期绝经而发生病变者。

室女经闭错诊误治

陈某，女，21 岁，呼市郊区菜农。

该女之母代诉："姑娘已 21 岁，至今还没来过月经，我一直不放心，不断问她有没有难受的感觉，她说近几年偶尔小肚子痛，没有别的感觉。可是我看她无精打采，爱生气，吃饭也不多，所以从去年起，就不断带她找中医看，吃了很多药，到现在月经也没有来……请您给看看。"根据主诉，余断为"室女经闭"。

四诊：望无显症，闻无得知，问无骨蒸盗汗，切脉沉弦。此为肝郁脾虚，气机不利，血虚而瘀，冲任不盛之故。

治则：宜用疏肝益脾，活血调经之法治之。

方药：选"逍遥散"加减施治。

醋柴胡 9g，全当归 10g，炒白芍 13g，白茯苓 12g，粉丹皮 10g，焦栀子 7g，制香附 10g，土白术 15g，鸡内金 10g，川牛膝 9g，嫩桂枝 7g，炙甘草 5g。水煎服，3 剂。

3 剂后无效，病不变药亦不改，复进 5 剂无功。余认为，疏肝无益，健脾不利，应用破血通经之法，故在原方基础上加炒桃仁 10g，南红花 9g，将川牛膝加至 15g，连进数剂，罔效。

对此，似乎束手，便征求其母意见，建议进行妇科检查，其母同意。检查结果为"处女膜闭锁"。随以十字切开术治疗，之后痊愈。而余始知为"女子生理缺陷"之故，所以误诊误治矣。

错诊误治之故，是因为余在诊治室女经闭中，一直重视病理变化之病，而忽视了生理异常之疾，因而深受教益。于是重温了明代医学家万全《广嗣纪要·择配》中的螺、纹、鼓、角、脉之"五不女"和"阴户小如筋头大之石女（俗称实女）"的相关内容，这些在临证之中是需要特别加以重视的。同时证明：对某些经闭诊治而不愈者，理应建议其去妇科检查。有的闭经是由于先天处女膜闭锁和子宫发育不良所造成的，而还有的是由于后天炎症粘连形成的疾患。此异常之疾，单以"四诊"察知是不可能的。因而，万不可"墨守成规"，而应在前人经验的基础上，借用现代医学手段，即中西医结合的诊断和治疗，互相发展。

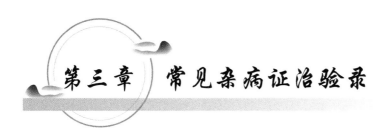

第三章 常见杂病证治验录

头 痛

头痛为临床常见病，大部分人认为头痛是小病，不予重视。经验证明，头痛病因百端，可在许多疾病中发生，有的或许是某些重病的开始，有的虽为慢性却常年不愈，不仅对全身不利，而且时有病变之危。因而，应予重视。否则，贻误病情者多矣。

该论所指，是以患者就诊时主诉头痛和痛处不同为主，以其兼症为辅。辨证求因，以痛之循经处，分别立法，组方配伍，进行施治，方可获得良好效果。今以浅见，简要述之。

辨证求因：头痛病因虽多，却要化繁从简，主要辨别两个要点：一是外感头痛，二是内伤头痛，弄清循于经络的头痛位置，从而明确诊断。

外感头痛，必有六经之形证，再以寒、热邪的属性及正邪盛衰的情况作为鉴别要点。

同时，外感或内伤头痛，还必须弄清头痛的循经位置。此是按照经络之理，遵其"头为诸阳之会"，三阳经均循于头面，厥阴经上会于巅顶之论的痛处而定的。大致是：太阳经头痛多在前额及眉棱骨处；少阳经头痛，在头额两侧，并连及耳轮处，并多及脑内部。

外感头痛，痛如撕裂，痛而不休，脑热无汗，或时发寒战，此乃邪气旺盛之故，多见于壮年之人。如在青少年及儿童，必须鉴别"温邪"所致的头痛，表现为头痛如裹，经络循于颈部，颈项强直，恶心呕吐，其吐喷射而出。这种症状与现代医学所称的"脑炎"相似，故而在辨证时要特别注意。

内伤头痛，多日久缠绵，时痛时止，其疼痛部位偏左或偏右，且有阳虚、阴虚之别。阳虚头痛的特征是晨重晚轻，额凉自汗；阳虚头痛的特征是晨轻晚重，潮热盗汗。这种慢性内伤头痛多见于老年男女。因为是慢性疾患，经医院检查后，有的可诊断为"神经衰弱""神经官能症""脑供血不全""动脉硬化";亦有诊断为"低血压""高血压"者。这些病证,临床所见,如未早期防治则有突发"中风"半身不遂的危险。

论治求本：头痛,上述辨证求因和疼痛循经已基本明确,论治时必须针对其本。治头不求因,头痛医头,用药止痛绝不可为,"治头不分经,亦必罔效也"。经验证明,外感头痛之本,在于祛邪;内伤头痛之本,在于补虚。但必须因人、因时、因地而异,方药配伍得宜,头痛之疾患才能根除矣。然而,鉴于此为多因之病,治则难从,则化繁从简,分外感、内伤两类,各立一个主方,随症加减,组方施治,其效甚捷。

一、外感头痛

外感头痛,在临证之时,辨风寒、风热、温邪,分别立法、组方配伍、药量适宜,进行施治,则可速愈。

（一）风寒头痛

由风寒侵袭所致,必有不同的"六经之形证"。主要表现为恶寒无汗,头痛如刺,痛而不休,或鼻塞不通,或流清涕,或兼咳嗽,咳时痛剧等。脉象多现浮躁,舌苔薄白。

【治则】法宜辛温散寒,采用宣散之药,组一主方,根据"三阳经"头痛的不同之处,加减药味,进行施治。

【验方】自拟"紫苏麻姜汤",随症加味施治。

紫苏叶 9g,生麻黄 7g,鲜姜片 10g,陈皮丝 9g,白茯苓 12g,姜半夏 10g,苦桔梗 9g,炒枳壳 10g,生甘草 5g。水煎冲红糖少许,温服取微汗。

【随症加减】

1. 头痛后连颈者,是邪循"太阳经"之故,加川羌活 9g,桂枝尖 7g。

2. 头前额及眉棱骨痛者,是邪达"阳明经"之故,加川芎片 9g,白芷片 9g。

3. 头痛在额两侧者,是邪入"少阳经"之故,加北柴胡 10g,酒黄芩 7g。

4. 头部巅顶痛而连于目及脑内痛者,是邪在"厥阴经"之故,加藁本 9g,细辛 4g。

（二）风热头痛

风热头痛由风热之邪侵袭所致,主要表现为身热自汗,头痛如裂,痛而不止,脑涨面赤,喜凉畏热,脉象多浮而数,舌苔白黄干薄。

【治则】宜用辛凉清热散邪之药,勿用苦寒之品,组一主方,随头痛循经的不同,进行加味施治。

【验方】自拟"桑菊饮"加减施治。

霜桑叶 10g,白菊花 9g,苏薄荷 9g(后下),荆芥穗 9g,青连翘 10g,苦桔梗 9g,鲜芦根 20g,生甘草 5g。水煎服。

【随症加减】

1. 头痛胀裂而额热甚者,为"太阳经"邪盛之故,加生石膏 30g(先煎),生麻黄 7g。

2. 头痛如刺,脑热喜凉者,是热邪居于"阳明经"之故,加酒黄芩 9g,粉葛根 9g。

3. 头痛在眉前及眉棱骨处,并有寒热交作者,是热邪循于"少阳经"之故,加北柴胡 10g,酒黄芩 7g。

（三）温邪头痛

温邪头痛由疫气侵袭所致,多在儿童和青少年中发生。初患表现为身热,头痛如裹,时轻时重,伴恶心呕吐,呈喷射性吐出。因多居于"太阳经",故出现颈项僵硬强直的特征。其与现代医学所称的"流行性脑炎"相似。脉象弦数,舌苔黄而干涩。

【治则】速用清热解毒之法。

【验方】自拟"清解排毒汤"加减施治。

犀角(现临床代用)3g,大青叶 10g,青连翘 15g,金银花 15g,板蓝根 15g,青黛粉 10g(冲服),莲子心 9g,黑玄参 10g,淡竹叶 9g,生石膏 25g(先煎),酒黄芩 7g。水煎服。

【随症加减】

1. 呕吐频者,加鲜姜片 10g。

2. 大便干燥者,加生大黄 7g(后下)。

3. 高热不退者,加柴胡 9g,苏薄荷 9g(后下)。

随症观察,如发现昏睡状态,则加服"紫雪散(丹)",同汤剂并服,每日1剂,待病情好转,可减服量,再连进数剂,即可痊愈。

二、内伤头痛

内伤头痛,原因虽多,经验辨证,主要是"虚",虚即"瘀"也。虚乃伤阳及损阴,阳为气,阳气虚则不荣脑;阴为血,阴血虚阳亢火升,上扰头窍而致。气血虚久,经脉亦瘀,脑失所养,故而头痛。实践证明:其治疗大法,阳虚者补气,阴虚者补血,在这两法之中,对气血瘀者,佐通血活络之药,头痛之疾则痊愈。

（一）阳虚头痛

无六经形证，以自觉头痛脑空，时轻时重，晨时明显，额凉自汗，或黎明汗出，倦怠发汗，舌质淡红无苔，脉象浮濡或沉细无力等为特征。此证见于日久不治或治而罔效者。

【治则】惯以补气升阳之法，随兼证治之。

【验方】常选"补中益气汤"加减施治。

生黄芪、炙黄芪各 10g，白党参 18g，土白术 15g，全当归 13g，炒白芍 15g，白茯苓 12g，陈皮丝 9g，炙柴胡 5g，炙升麻 5g，生姜 3g，大枣 5 枚。水煎服。

【随症加减】察有血瘀现象，即头脑发木而闷痛者，加炒桃仁 10g，南红花 9g。

此病属慢性之疾，如辨证确切，以此法施治，一般连服 10 余剂，则阳升气升络通，头痛显减，但仍须巩固疗效，可改为隔日 1 剂，再 10 余剂，即可痊愈。

（二）阴虚头痛

该病表现为脑额闷痛或脑内空痛，面多潮红，畏热喜冷，午后较重，盗汗耳鸣等。此为阴津血亏，肝阳上壅所致。

【治则】宜用补阳生津，养肝潜阳之法。

【验方】自拟"地芍归杞汤"加减施治。

制熟地 25g（砂仁 10g，拌），净山茱萸 13g，怀山药 15g，枸杞子 15g，当归 10g，炒白芍 15g，粉丹皮 10g，白茯苓 10g，泽泻片 9g，白菊花 9g。水煎服。

【随症加减】

1. 头痛昼夜不止者，加天麻 10g，蔓荆子 9g。

2. 兼有血压高者，加桑寄生 13g，石决明 25g（先煎），酒黄芩 9g，焦山楂 10g。

3. 血瘀，经络不畅，表现为项部和肢体发木，头重脚轻，行走不稳者，必加炒桃仁 10g，南红花 9g，川牛膝 10g。

该证多为慢性久病，医者应宜用"慢病缓治"之法。患者必须坚持连服方药，待症状明显减轻后，仍须巩固疗效，方可痊愈。否则，时有病变之危。因而，头痛不可认为属于小病。此乃临证经验之谈。

眩　　晕

眩晕，以患者自觉之证而主诉也。临证需分年龄大小、病期长短、轻重不同等。病期短而轻者，则自觉头目眩晕，或阵发而闭目一时即止；病期长而重者，则如坐舟中，旋转不安，或不能站立，卧时亦觉房屋运动，或有恶心、呕吐、心悸、汗出等症状，甚则行走时突然晕厥倒地，不省人事等，发生危证。

根据现代医学检查，大多是由"高血压""动脉硬化"或"贫血""内耳迷路病"或"脑部疾患"等引起，但亦有血压正常，或因"低血压""神经衰弱""神经官能症"等导致。治疗上一般予以对症治疗。而中医必须辨证论治，只有这样，此证才可减轻或痊愈。

辨证求因：眩晕病因复杂，历代医家辨证求因颇不一致。《内经》曰："诸风掉眩，皆属于肝。"刘河间认为眩晕是由于"头风"所致。朱丹溪之论则偏主于痰。张景岳强调说："无虚不作眩。"

论治其本：究其根源：一是由"十晕九虚"所致，此言有理，因气虚则脑失濡养，血少则脑髓不足；二是阴虚阳亢，上扰于脑之故；三是由肝火独冲，痰浊上壅引起。此两"虚"一"实"导致眩晕最为多见。其突发而病期短者，多为实证；慢发而日久者，多为虚证；时轻时重者，多为虚实夹杂。所以治疗上需遵其因以治其本。

施治大法："虚则补之"，但补气需佐行气之药，以防虚不受补，发生中满之弊；补血需加活血之品，以求生化，不加破血之味，因破血之品易伤血，可致血不能复；滋阴需佐温中健胃之药，以防腻脾，碍其运化，以致阴津难生。"实则泻之"，常选潜、降、消、利之法，组方配伍，不用伤阴损津之药。

一、气虚眩晕

本证多见于体形肥胖之人，主要表现为乏力，自汗，尤以黎明之时汗出者多，畏寒肢凉，汗凉额冰，脉沉细或浮滑无力，舌质淡红无苔，经常头目眩晕。此为心脾阳虚，不能上荣于脑之故。

【治则】宜用益气升阳之法。

【验方】选"补中益气汤"加减施治。

生黄芪 15～20g，党参 15g，土白术 13g，陈皮 9g，茯苓 12g，当归 9g，炒白芍 13g，炒远志 9g，麦冬 10g，炙柴胡 5g，炙升麻 4g，炙甘草 5g，生姜 3 片，大枣 5 个。水煎服。

【随症加减】

1. 眩晕而时痛者，加川芎 6g，白芷 6g，或加蔓荆子 9g。

2. 失眠者，加炒酸枣仁 10g，五味子 9g，或加首乌藤 10g。

3. 胃满不适者，加广木香 7g，春砂仁 6g（后下）。

二、血虚眩晕

血虚眩晕多见于妇女月经过多或产后失血或更年期之人。其眩晕多下午明显，常见身热骨蒸，五心发热，潮热汗出，口咽干燥，心烦易怒，倦怠乏力，纳呆或大便干燥，脉浮无力或沉微，舌质淡红多无苔等。此为血虚阴亏，髓海不足所致。

【治则】宜用益气生血之法。

【验方】选"当归补血汤"加味施治。

生黄芪 30g，当归身 9g，陈皮丝 9g，党参 15g，麦冬 10g，炒白芍 13g，炙甘草 5g，水煎服。

【随症加减】

1. 身热骨蒸明显者，加青蒿 9g（后下），炙鳖甲 9g（先煎），地骨皮 10g。

2. 心烦易怒者，加银柴胡 9g（或醋柴胡 8g），广木香 7g。

3. 口咽干燥者，加炒知母 10g，金石斛 10g。

三、阴虚头晕

阴虚是由肾阴不足，"水不涵木"所致。常表现为头晕眼花，耳鸣，步履无力，心悸不寐，晨轻午重，脉象微细或略数或弦紧而均按无力，舌质多干红无苔，甚至见"镜面舌"且常见掌红等。此为肾水不足不能养肝，使阳越于上之故。

【治则】其治疗大法是滋阴潜阳，而余则以"上证治下"之法，重补肾水，其效甚捷。

【验方】选"六味地黄汤"加减施治。

制熟地 30g（砂仁 6g 拌），生山药 25g，净山茱萸 15g，粉丹皮 12g，白茯苓 9g，泽泻片 9g，炙龟甲 10g（先煎），女贞子 10g，怀牛膝 13g。慢火，水煎服。

【随症加减】

1. 如眼花耳鸣明显者，加炒知母 6g，炒黄柏 6g。

2. 如步履无力明显者，加怀牛膝 13g，焦杜仲 10g。

3. 心悸不寐明显者，加首乌藤 10g，五味子 9g，麦冬 10g。

四、肝火眩晕

本证一般是近期所得，且多见于壮盛之人，主要表现为头额发热如坐舟中，口苦咽干，恶心纳减，大便干燥，小便赤涩等，脉象多弦而略数，舌质暗红，苔白黄且干。此为肝经郁热，火气上壅所致。

【治则】法宜清肝散热，而余则以"釜底抽薪"之法治之。

【验方】自拟"熄沸汤"内服施治。

生大黄 9g（后下），醋柴胡 9g，细木通 9g，炒黄芩 7g，姜半夏 9g，龙胆 7g，川牛膝 9g，水煎服。一般 2 剂则愈。

摇 头 风

摇头风表现为头部摇摆不能自制，患者就诊，一望而知。但必问其发病时间。猝然头摇而晕，病期短者，多见于中年人，病较易治，数剂则愈；如慢发由轻转重，病期较长者，则多见于老年人，病属疑难，不易治愈。但经验证明，早期而继续诊治者，可使疾病由重转轻，从而制其发展。

一、急性摇头风

猝然发生者，多由肝经火旺，外受风邪，上扰于脑所致。

【治则】宜用清肝疏风之法治之。

【验方】自拟"柴独天麻汤"内服施治，并随症加减。

北柴胡 9g，酒黄芩 6g，姜半夏 9g，白茯苓 12g，白党参 15g，川独活 9g，明天麻 9g，白僵蚕 9g，生甘草 6g，生姜 3 片，大枣 3 枚，水煎服。

【随症加减】

1.头摇昏晕明显者，加生黄芪 20g，炒白芍 15g，钩藤 16g（后下）。

2.睡眠不良者，加首乌藤 10g，生龙骨 20g（先煎），生牡蛎 25g（先煎）。

连服 6～10 剂后，头摇减轻，随改为隔日 1 剂，再 10 剂左右，一般头摇可自制而痊愈。

二、慢性摇头风

慢发而日久，头摇不止者，为肝肾阴虚，水不涵木，肝阳上壅，内风扰脑之故。

【治则】恒用滋阴潜阳之法治之。

【验方】自拟"地黄息风汤"加减施治。

干地黄 20g，生山药 25g，炒白芍 15g，桑寄生 13g，怀牛膝 13g，川独活 9g，珍珠母 20g（先煎），玳瑁（现用替代品）10g，明天麻 9g，何首乌 10g，水煎服。

【随症加减】

1. 睡眠不良者，加柏子仁 10g，炒酸枣仁 13g，五味子 9g。

2. 食欲欠佳者，加炒谷芽 15g，炒麦芽 13g，春砂仁 9g（后下）。

每日 1 剂，一般服用 1 个月左右，改为隔日 1 剂，久服可使头摇减轻，制止病情发展。

本证白天头摇较重，夜睡则止，因而方药加减，多用安神之品。此外，昼间定时活动，睡前热水烫足，加强饮食营养亦有利于本证的恢复。

脑　　鸣

脑鸣常见于年近半百或花甲之人。有因突患脑内声如蝉鸣不止，数日不愈来就诊者；亦有因慢发脑如蝉鸣，细声缠绵，时轻时重，轻时不以为然，重时心神意乱而来就诊者。

一、突患脑鸣

突患脑鸣，望其颜面，多现红润或潮，舌质微绛，苔白薄而干；问而知其自觉头脑发热，昏眩脑涨，目视模糊，口咽干苦，时而心烦等；闻及气息较粗，异味不显；切脉多弦而略数，或沉滑近于六至，均较有力。此为肝郁化火，热逆上壅扰脑之故。

【治则】惯以疏肝清火之法治之。

【验方】选"柴胡清肝散"化裁加减施治。

北柴胡 9g，大生地 15g，生白芍 13g，全当归 9g，生栀子 7g，炒黄柏 7g，炒黄芩 7g，天花粉 10g，苦桔梗 9g，净蝉蜕 9g，苏薄荷 7g（后下），生甘草 5g，生姜 3 片。水煎服。

一般 2～3 剂，脑鸣则可明显减轻，再改为隔日 1 剂，2～3 剂后，则诸症消失而痊愈。

二、慢发脑鸣

望诊多见颜面苍而晦暗，舌质淡红，苔薄或无苔；问而知其自觉脑内鸣如蝉声，睡时消失，醒后则鸣，头额发冷，时而汗出，全身乏力，饮食一般；闻无所见；切脉浮而无力，或沉微细弱。此证多属阳虚。头为六阳之会，阳虚其气不能上达，脑内中空，故而矣。

【治则】常以补气升阳之法治之，虽属慢发之证，但收效甚速。

【验方】选"补中益气汤"加减施治。

生黄芪、炙黄芪各 10g，白党参 16g，土白术 15g，全当归 10g，炒白芍 15g，白茯苓 10g，麦冬 10g，五味子 9g，炙柴胡 5g，炙升麻 5g，炙甘草 5g，生姜 3 片，大枣 5 枚。水煎服。

一般 3～5 剂后，脑鸣则明显减轻，改为隔日 1 剂，3～5 剂后，诸症基本消失。但应巩固疗效，随给"补中益气丸"，每日早晚各服 1 丸，一般 1～2 周则愈（效果可靠）。

脑　　热

脑热，即头脑灼热，临证常见于青壮年之人。患者主诉自觉脑似火烤，或脑内闷热昏沉，遇热尤甚，见凉稍轻。医者望诊见其颜面发红或潮红，舌质色红或绛，苔白薄或微黄，或无苔。问而知其有口干欲饮，或口干不欲饮；有食多易饥，纳小不化；有便干尿赤，或便秘尿少者。闻气息粗促，口有臭味，亦有声低息微而无异味者。切脉有浮或沉而略数者，亦有微细无力者等。此证必辨虚实，实证多见，治之速愈；虚证较少，治之效慢。但经验表明，皆可治愈。

一、脑热实证

本证主要表现为头脑甚热，似火蒸灼，鼻呼气亦觉发热，遇热难敌，见凉稍轻，并口干欲饮，食后善饥，大便干燥，小便黄赤，脉浮而数，舌质红绛，苔白或黄薄且干而涩等表现。此为肺胃火热，上蒸于脑之故。

【治则】常用清肺热降胃火之法。

【验方】自拟"杷叶黄芩汤"内服施治。

炙杷叶 10g，霜桑叶 10g，酒黄芩 9g，生大黄 7g（后下），生栀子 7g，生石膏 20g（先煎），大生地 15g，白菊花 9g，苏薄荷 9g（后下），生甘草 5g，水煎服。

此方效果甚佳，一般 2 剂则脑热减轻，4 剂则诸症全愈。

二、脑热虚证

本证主要表现为脑内闷热，头沉昏晕，怕热喜凉，目视模糊，口干不欲饮，纳呆化差，大便秘结，小便短少，脉象多微细无力，舌质淡红，苔薄或无苔等。此为肾阴亏虚，"水不涵木"，肝阳上越，虚火蒸脑，故而发热，肝木克土，故纳呆而不化。

【治则】恒用滋阴壮水,制其阳亢之法。

【验方】常选"知柏地黄汤"加减施治。

制熟地 25g,净山茱萸 13g,生山药 13g,粉丹皮 10g,白茯苓 9g,泽泻片 9g,炒白芍 15g,炒知母 12g,盐黄柏 9g,石决明 20g(先煎),怀牛膝 10g。水煎服。

验证表明,收效较慢,一般连服 10 余剂,症状才开始减轻,应继续服用,改为隔日 1 剂,再 10 多剂,则收效明显,但仍须巩固疗效,使肾阴充足,壮水涵木,肝阳热息,方可痊愈。随予"知柏地黄丸"或"六味地黄丸"内服,早晚各服 1 丸,连服月余,脑热则根除。

脑 冷

脑冷多为缓慢发生,常由轻转重。患者自觉头脑发冷并恶风,妇女昼夜不离头巾,男子喜戴帽子,夜睡亦不愿摘掉。严重者胃部还会有留饮振水声,时而呕逆清水等。多见于年迈之人,中年人亦有患之。

四诊:望其舌质多晦,苔白薄滑,其他无所见;问而知其头脑发冷怕风,胃闷不适,饭后吐逆清水涎沫,身体沉重等;闻之不显;切脉沉弦。此因胃寒、胃虚,湿邪内阻,隔滞阴阳,阳气不升,脑海失荣,故而发冷。

【治则】常用益气化湿,引阳上达之法。

【验方】选"升阳益胃汤"(李东垣方)化裁施治,验证良效。

白党参 18g(或用人参 7g 另煎),土白术 15g,炒苍术 10g,生黄芪 20g,姜半夏 10g,白茯苓 13g,橄榄枝 7g,泽泻片 9g,口防风 9g,川羌活 7g,炒白芍 13g,炙柴胡 6g,焦山楂 10g,生姜 3 片,大枣 5 枚,水煎服。

一般 4～6 剂后,头脑转温,改为隔日 1 剂,再 4～6 剂,则脑冷、恶风等症状消失而痊愈,愈后禁食生冷,可不复发。

头 皮 湿 疹

头皮湿疹多见于小儿和大龄男女的头部发际处,常高于头皮,呈尖粒或平状,大小不一,渗溢黄水,结痂成片,满头如盖,灼热刺痒,以致难忍。若不治或失治,则久而不愈。此为脾胃湿热,乳食化火,毒邪上壅所致。

【治则】常以清热渗湿,化湿解毒邪之法。

【验方】选"薏苍柏连汤"内服施治,其效甚捷。

生薏苡仁 50g，炒苍术 15g，炒黄柏 10g，川黄连 5g，酒黄芩 7g，生栀子 6g，金银花 15g，青连翘 10g，刺蒺藜 12g，净蝉蜕 9g，生甘草 5g，水煎服。

【服法】每剂煎 2 次合一起。2～5 岁小儿，分 12 次，早午晚各服 1 次；6～9 岁幼儿，分 9 次，早午晚各服 1 次；10～14 岁少儿，分 6 次，早晚各服 1 次；15 岁以上者，分 2 次，早晚各服 1 次。

一般服 3 天后，其疹便会明显减轻；服 5～7 天后，刺痒消失，黄水则无，干痂形成；服至 10 天左右，疹痂脱落，痊愈。

面　游　风

面游风和现代医学所称的"脂溢性皮炎"相似。余治证明，外涂搽药，其效欠佳；内服中药，效果良好。

面游风多由素体血燥，或过食辛辣厚味，胃蕴湿热，外受风邪所致。患者初起面目轻度浮肿，片状发红，痒如虫行。燥热甚者，面皮发干，时起白屑，点片脱落，瘙痒发热；风湿甚者，皮破流溢白脂样水，不时结白痂，刺痒难忍，搔之则破。不同之证，治法则异。

【验方】自拟"地归麻仁汤"内服施治。

全当归 13g，大生地 15g，胡麻仁 13g，炒白芍 15g，牛蒡子 9g，生石膏 18g（先煎），炒知母 13g，苦参 9g，蝉蜕 9g，木通 7g，生甘草 5g，水煎服。

一般服 4～6 剂后，痒热减轻；改为隔日 1 剂，3～5 剂后，颜面转润，白屑消失而愈。

风湿证治

【治则】常以祛风胜湿之法。

【验方】自拟"消风祛湿汤"内服施治。

荆芥穗 9g，口防风 9g，白芷片 7g，川羌活 7g，川芎片 7g，姜厚朴 10g，橘皮丝 9g，净蝉蜕 9g，白党参 15g，生甘草 5g，水煎服。

一般服 3～5 剂后，皮破则敛，溢脂减少，刺痒缓解；须继续服 3～5 剂，或改为隔日 1 剂，则其证消失而愈。

丹　　毒

患病之时，突发寒战、高热、周身不适及纳呆，继则患部皮肤出现鲜红色的肿块，稍高出周围皮肤，边界清楚，灼热痛痒，一般不化脓。发于颜面者，古称"抱头火丹"，又叫"大头瘟""蛤蟆瘟"，今称"颜面丹毒"；发于下肢者，古称"流火毒"，今称"下肢丹毒"。该疾容易反复发作，日久可形成皮硬肿胀。

此为内脏气血蕴热化火，使外邪诱发于表，生于皮肤所致。气分热多则易发于头面，血分热多则易发于下肢。治宜外病内治。根据病处不同，拟不同的方药。

一、抱头火丹

【治则】抱头火丹，用清火解毒之法。

【验方】选"普济消毒饮"化裁加减施治。

酒黄芩 9g，川黄连 5g，生栀子 9g，青连翘 13g，大青叶 15g，板蓝根 13g，黑玄参 12g，牛蒡子 9g，化橘红 9g，苏薄荷 7g（后下）。水煎服。

【随症加减】

1.毒气盛，颜面红肿处多者，加金银花 15g，细生地 15g，大赤芍 9g。

2.大便燥结者，加大黄 7～9g（后下）。

二、流火毒

【治则】流火毒，用化湿热解毒之法。

【验方】选"五神汤"化裁加减施治。

大青叶 20g，金银花 25g，生薏苡仁 30g，炒黄柏 9g，紫花地丁 15g，汉防己 9g，大赤芍 9g，细木通 9g，川牛膝 9g，粉丹皮 10g。水煎服。

【随症加减】

1.寒战高热甚者，加生荆芥 9g（后下），北柴胡 9g。

2.纳呆胃胀者，加焦山楂 10g，炒苍术 10g。

3.日久者，加炒地龙 9g，炒桃仁 9g，南红花 7g。

上述病证，数剂药后，基本好转时，方剂中的苦寒凉药则减量，再几剂后，可予"犀角化毒丹"，早午晚各服 1 丸，痊愈后药止。

缠 腰 火 丹

缠腰火丹发于腰胁部，起病急剧，常由后腰胁一侧开始，状如小米或黄豆大之丘疹、水疱、血疱或脓疱，底面潮红，排列成片，并沿腰横向发展，甚则缠腰一周，又名"缠腰毒"，亦称"蛇盘疮"。患者疼痛难忍，年龄愈大愈严重，若不及时诊治，皮疹虽可在 1 个月左右消失，但其残留之痕将长期疼痛，个别患者甚可毒气传经，侵及双眼，有致目盲之险。

究其病因，由湿热内蕴，化火成毒，侵至肝经所致。

【治则】常用清肝火，解湿毒之法。

【验方】自拟"紫龙栀芩解毒汤"内服施治。

北柴胡 9g，龙胆 8g，生栀子 9g，酒黄芩 9g，细生地 15g，大赤芍 9g，大青叶 15g，金银花 15g，青连翘 10g，板蓝根 15g，细木通 9g。水煎服。

本病现发速治者，3 剂效，6 剂愈；病发多日求治者，4～6 剂好转，10 剂左右痊愈。病证严重者，每剂煎 2 次合一起，早午晚各服 1 次，连服 2～3 日，再改为早晚各服 1 次，一周左右则愈。临证验明，此病宜急发速治，其效方捷。倘若不治或失治，不仅痛苦难忍，而且往往遗患难医。

乳　蛾

乳蛾之名，首见于《喉科秘旨》，又名"蛾子""喉蛾"。其发于喉核部，形似乳头，状如蚕蛾，故而得名。发于一侧者，名单乳蛾；发于两侧者，名双乳蛾，且有急慢性两种；病久不愈则留硬核者，称为石蛾。相当于现代医学所称的"急、慢性扁桃体炎"。

本病最为常见，不分男女，尤以幼儿和青年患者为多。初发急性者，及时诊治则速愈，如不治或失治，往往形成慢性疾患，且易引发他病。因而，在临证之中，凡遇发热患者或主诉咽喉干燥或疼痛者，不可听而了之，必须压舌望诊其喉部，以免贻误。确为乳蛾者，须脉证合参，辨认急性与慢性，予以施治。

一、急性证治

急性发病其症状表现为一侧或两侧喉核红肿，有的表面现黄白脓点，患者自觉咽干喉痛，身发寒热（腋温可达 38～40℃），汤水难咽，口臭黏腻，舌苔黄白而干或厚腻，大便干燥，小便赤涩，脉象浮数或沉滑而数等。此为肺胃热壅，火气上蒸，痰郁结滞，血凝瘀结，急骤成蛾之故。

【治则】经验所得，下用辛凉散热和苦寒清火之法。辛凉散热则伤津，津乏其火必旺，难以收功；苦寒清火，不仅火气难去，反而使气血凝瘀，病情加重。余采用"釜底抽薪"之法，其效甚捷。

【验方】自拟"泻火止沸汤"内服施治。

生大黄 9g（后下），大生地 15g，全当归 9g，化橘红 9g，浙贝母 9g，麦冬 13g，金银花 15g，天花粉 10g，瓜蒌仁 10g，细木通 9g，北柴胡 7g，苏薄荷 7g（后下），生甘草 5g，生姜 3 片。水煎服，早晚各服 1 次。

一般 2 剂后，症状可明显减轻；4 剂后，喉痛则止，乳蛾消失痊愈，屡验屡效。为了防止复发，再以"养阴清肺丸"，早晚各服 1 丸，服 1 周左右，则乳蛾永不再发。

二、慢性证治

慢性之源，一是急性未治或失治所形成；二是虽治缓解而余热未清之故。其证是喉核时而肿起，似痛非痛，咽中干燥，或时肿时消，或肿而不消，时轻时重，反复发作，且易感冒，肿痛加重，或并发他病，日久迁延形成慢性。

【治则】不论在慢性期还是在急性期，均不宜采用辛凉散热和苦寒泻火之法，用之则伤阴。而是常用"甘寒养阴"之法，但需缓治，方可获效而愈。

【验方】选"养阴清肺益胃汤"加减施治。

细生地 13g，生白芍 15g，粉丹皮 10g，麦冬 13g，川贝母 9g，天花粉 10g，炒知母 12g，黑玄参 10g，川牛膝 9g，生甘草 5g。水煎服。

【随症加减】

1. 慢性急发者，加炙杷叶 10g，霜桑叶 9g，芦根 15g。

2. 属"石蛾"者，加全当归 10g，大赤芍 9g，炒桃仁 9g。

一般每日 1 剂，待咽痛口干明显减轻时，仍须隔日 1 剂，继服 1 个月左右，再进"养阴清肺丸"，早晚各服 1 丸，连服 1 个月左右，往往痊愈。

【并发症诊治】

临床所见，乳蛾，尤其是慢性患者，易发感冒。这种感冒与乳蛾长期不愈有关。因而，往往引发他病。多见于以关节疼痛为主要表现的"关节炎""肾炎"等。其治疗法则，应辨清主次，其病因主要是热邪所致，所以，余用甘寒清热之剂时，必加活血之品。组方配伍，灵活加减，不断多服，亦可痊愈，此乃余之一得也。

鼻　渊

鼻渊，又名"脑漏"，其证同现代医学所称的"急、慢性鼻炎""急、慢性鼻窦炎"相似。其症状表现为鼻部一侧或两侧，时流鼻涕不止，色白或黄，或带有腥臭味，鼻稍见肿大，嗅觉失灵或消失。

患者初患时多有恶寒发热，头痛或眩晕，或食欲欠佳，全身乏力，小便色黄，大便干燥，脉浮或数，苔白或腻等。病久，其初患他症则消失，但常引起鼻腔红肿，清稠涕液变为脓性，甚则倒流于咽，咽部发痒，咳嗽吐痰，可引起耳鸣，听力减退，或耳聋，以及两眼赤红等。

本病之源，多由内脏素热，热易招风，风热上蒸，化火灼肺，上达于鼻所致。

一、初患者

【治则】宜用清热宣肺之法。

【验方】选"桑菊饮"加减施治。

冬桑叶 10g，炒杏仁 9g，白菊花 9g，苏薄荷 9g（后下），苦桔梗 9g，青连翘 10g，芦根节 15g，酒黄芩 6g，生甘草 5g，生姜 3 片。水煎服。

二、病久者

【治则】宜用清热解毒之法。

【验方】自拟"辛夷通窍解毒汤"内服施治。

辛夷 9g（包煎），金银花 15g，生薏苡仁 30g，炒黄芩 9g，白芷片 9g，大赤芍 9g，青连翘 10g，苍耳子 9g，苦桔梗 9g，生甘草 6g。水煎服。速服数剂证减后，改为隔日 1 剂，病愈药止。

鼻鼽

《素问玄机原病式》："鼽者，鼻出清涕也。"此病发则突然鼻塞，但通畅亦快，且不定期地时好时犯，是一种反复发作的以鼻塞、鼻痒、喷嚏、清涕滴流为主要表现的顽固性疾病。类似现代医学所称的"过敏性鼻炎"。

鼻鼽多由肺气素虚，卫气失固，外邪侵袭所致。"鼻为肺之窍"，肺气充沛，鼻气肃降正常，不时抗御着外邪，鼻无疾恙；肺气亏虚，外邪易袭，以致肺气忽肃忽降，忽肃时鼻窍一时通畅，忽降时则又鼻塞不通，通通塞塞，致使鼻液清涕外壅，滴流不止，故而反复发作。

【治则】常以益气固卫，理肺宣降之法治之。

【验方】自拟"参苏二辛麻桂汤"内服施治。

白党参 15g，紫苏叶 9g，辛夷 9g（包煎），细辛 3g，麻黄 7g，桂枝 6g，川芎 6g，白芷 7g，桔梗 9g，茯苓 10g，半夏 9g，甘草 6g，生姜 3 片。水煎服。

【服法】由于本病容易反复，发作时若及时煎服 3～5 剂，收效时可停药；再发作再服几剂，数次之后，症状可显著减轻或不发作。之后予以"补中益气丸"，早晚各服 1 丸，服 1 个月左右，疗效巩固，永不再发。

【民间验方】选"乌梅煎"内服施治，屡试屡验。

大乌梅 10g，口防风 9g，银柴胡 7g，五味子 7g，炙甘草 7g。水煎冲白糖 9g，晨起空腹 1 次服下，每日 1 剂，连数剂。

酒　渣　鼻

酒渣鼻表现为鼻头初起发红，压之退色，有轻微灼热感，病久则变为紫红色，表面有红血丝，表皮逐渐变厚，鼻头增大，有高低不平的小疙瘩，状如婆瘤。

古人论本病之因，多由久食辛燥，胆胃郁热，大便干燥日久等所致。论治立方虽有不同，但实践验证则固效。

多年来，余皆遵从清代王清任《医林改错》中用"通窍活血汤"对"糟鼻子"进行治疗。其曰"色红是瘀血，无论三二十年，此方服三付可见效，二三十付可痊愈，舍此之外，并无验方"。余在试效过程中发现，所遇此证，凡可坚持服药者，十愈七八。

【验方】选"通窍活血汤"内服施治。

赤芍 4g，川芎 4g，炒桃仁 9g（研泥），红花 9g，老葱 3 根（切碎），鲜姜 9g（切碎），红枣 7 个（去核），麝香 0.6g（绢包）。

【煎服法】用黄酒半斤，将前 7 味药煎为一盅去渣，再将麝香放入药汤内，煎两沸，临睡前服 1 次。麝香可连用三次再换新的。连服 3 剂，隔日再服 3 剂，这样服二三十剂后则愈矣。

牙　痛

牙痛原因甚多，需视其证之不同，轻重缓急，分虚实论治。概而言之，除牙齿异常病变需口腔专科治疗外，其余常见之"风火牙痛""阴虚牙痛"，均可辨证论治，以达治愈。

齿为骨之余，属于肾，足阳明经终于上龈，手阳明经络于下龈，故牙痛之证多从这三经论治。

一、风火牙痛

风火牙痛多发生突然，牙痛有在上在下，在左在右，在前在后，其特点是吸热气痛甚，吸凉气痛减，或呼吸冷热均痛，甚则齿龈红肿，成疖生脓，痛而不休，有时腮颊肿硬，并伴头痛，身发寒热，口干欲饮，脉象弦数或滑数，苔黄白薄且干涩。此为阳明胃经火盛或外感风热之故。临证按牙痛不同部位另加药味内服，屡验屡效。

【验方】自拟"清胃循经降火汤"。

生石膏 20～30g（先煎），细生地 15g，荆芥 9g（后下），薄荷 9g（后下），生甘草 5g。水煎服。

【随症加减】

1. 上门牙痛者，加川黄连 3g，生栀子 7g，粉丹皮 10g。

2. 下门牙痛者，加生知母 10g，炒黄柏 9g，细木通 9g。

3. 左边上牙痛者，加龙胆 7g，生栀子 7g，川秦艽 9g。

4. 左边下牙痛者，加酒黄芩 9g，炒枳壳 9g，北柴胡 9g。

5. 右边上牙痛者，加酒大黄 7g，生槐花 10g，枯黄芩 6g。

6. 右边下牙痛者，加生桑白皮 9g，霜桑叶 9g，白菊花 9g。

7. 两边上牙痛者，加白芷 7g，川芎 7g，大赤芍 9g。

8. 两边下牙痛者，加炒苍术 10g，生薏苡仁 20g，滑石粉 10g（包煎）。

9. 凡有脓肿者，加金银花 13g，青连翘 10g，败酱草 15g。

10. 大便干燥者，加生大黄 7～9g（后下）；燥结甚者，加玄明粉 6g，分 2 次冲服。

二、阴虚牙痛

阴虚牙痛，何以知之？年龄多在半百之后，牙齿活动或不活动，一般齿龈无灼热发肿，但却隐隐作痛，时轻时重，吸冷气和用凉水漱口时则痛甚，这就是肾阴亏虚的表现。"阴虚则内热"，其热沿足阳明经络上行于龈便会导致牙痛。故名"阴虚牙痛"，亦称"虚火牙痛"。

【治则】滋阴清热，引火下行，牙痛则愈，此乃医理也。

【验方】自拟"滋阴降火汤"内服施治。

制熟地 35g，生石膏 20g（先煎），川牛膝 10g，川秦艽 9g。水煎，饭前服。2～4 剂后，牙痛消失，此方具有不可思议之效果。

鼻 衄

鼻衄表现为鼻孔一侧或两侧，突然出血不止，或慢性出血，时多时少，或见于伤寒后期，或见于温病初期，或见于平素之人。

辨证论治经验：

1. 凡平素突然鼻衄不止者，皆因素体旺盛，气血蕴热所致，血热则妄行，气热则上升，故血从鼻出。其脉多数而有力，是为实热。治宜清热凉血，宜用甘寒，禁用苦寒，选"犀角地黄汤"服之有效。但数年来，犀角（现临床用替代品）紧缺且昂贵，故弃而不用，自拟"茅根地丹汤"，其效甚佳。

白茅根 40g，大生地 16g，粉丹皮 10g，麦冬 12g，生白芍 13g，代赭石 15g（先煎），生藕节 10g，大蓟炭、小蓟炭各 7g，酒大黄 9g。水煎服，1～2 剂痊愈。

2. 鼻腔慢性出血，时多时少者，皆因脾虚不摄，血不归经，妄行鼻出所致。治宜益脾敛血，自拟"甘温引阴饮"内服施治。

生黄芪 15g，生山药 20g，炒白芍 15g，全当归 10g，麦冬 10g，五味子 9g，金石斛 10g，生地炭 10g，血余炭 10g，怀牛膝 9g，生甘草 5g，水煎服。

3. 伤寒，温病鼻衄者。经验证明：伤寒于发热恶寒期间，突发鼻衄，不药而愈，此乃热极邪散之兆，以血代汗之意也；温病鼻衄，为热邪灼阴，津液亏耗，水不制火所致，故血从鼻出，需养其阴，静其津血，安其妄行。治宜用甘寒组方，速服之。

干地黄 20g，辽沙参 15g，炒知母 15g，生荷叶 10g，炙枇杷叶 10g，大青叶 10g，青黛粉 9g（冲服），金银花炭 10g，生甘草 6g。水煎服。鼻血止，其药亦止。

齿 衄

齿衄，即齿龈时有少量出血，其血多为淡红色，不痛不痒，是一种慢病证，时轻时重，往往久而不愈。

究其病因，主要是由于肾经虚热，久不养肝，肝血失藏所致，故其血从齿而出。肾主骨，齿为骨之余，肾虚则生热，热伤于肝，肝失濡养，其疏泄则倒置，肝血妄自从齿出矣。

【治则】滋肾阴，制虚热，肝得其养，血藏肝疏，出血自愈。

【验方】自拟"地归芍药二皮汤"内服施治。

生地、熟地各 13g，全当归 10g，炒白芍 15g，粉丹皮 12g，地骨皮 13g，炒知母 10g，白茅根 30g，银柴胡 9g，太子参 9g，粉甘草 6g。水煎服。

一般每日 1 剂，早晚各服 1 次。如出血较多者，加"汉三七末"3g，分 2 次，早晚各服 1 次，待血止后，停服汤剂，再以"知柏地黄丸"，早晚各服 1 丸，继服 1 个月左右，即可痊愈。

肌　衄

肌衄，亦称"皮衄"，常见于儿童和青年之人，有急、慢性两种，其皮下点片出血，均可一望而知，但须鉴别不同病因、病期长短等，方可论治。本病与现代医学所称的"血小板减少性紫癜"类似。

一、急性肌衄

起病急骤，突然发热，肌皮出血，可有大量瘀血斑点和红片，甚至出现血肿，并发鼻出血，齿龈出血，或大便下血，小便尿血等严重病证。

究其病因，为血分郁热旺盛所致，"血热则妄行"。气与血相依，血热气亦热，气伤则血无以存，血随气行于经络，溢则妄行于皮肤各部，故见出血之证。

【治则】速用凉血清热之法。

【方药】自拟"茅根地黄汤"内服施治。

白茅根 50g，干地黄 20g，粉丹皮 12g，茜草根 9g，紫丹参 9g，生藕节 13g，大小蓟 13g，麦冬 10g，玄参 10g。水煎服，连 3 剂，每剂煎 2 次合一起，分 2 次服，连煎，5 小时服 1 次，待症状减轻后，可改为早晚各服 1 次。急病须急治，若病变转危为安，则多可痊愈。

二、慢性肌衄

慢性肌衄一是由急性伤脾不复，化为虚热；二是由久思脾虚，脾不统血，缓缓发生。临床表现为肌肤出血，持续或反复发作，时间不一，每次发作数周或数月，甚至数年之久。反复发作亦有不同，有的血瘀点如针头大，有的瘀斑呈片状，有的表现为鼻出血，有的表现为齿龈出血，女性则表现为月经过多等。故而可引起血虚以及全身衰弱等证，从而形成慢性而短期不易治愈的一种疑难疾病。

【治则】慢性肌衄，证乃血病，血虚而虚热也。"治血先治脾"，脾健血生，虚热自退，统摄如常，血自归经，出血则愈，乃慢性肌衄病机之理。健血必补气，气充脾健，其血方生，"脾主肌肉"，输布全身，出血之证，何不愈矣。因而，常选"当归补血汤"加味，并随症加减施治。

【方药】生黄芪35g，全当归10g，陈皮丝9g，炒山药20g，炒白芍15g，麦冬10g，炙甘草5g。水煎服。

【随症加减】

1. 虚热偏盛者，加干地黄15g，何首乌12g，地骨皮10g。

2. 出血明显者，加阿胶珠10g，仙鹤草10g，或汉三七末5g，分2次，早晚各服1次。

痄　腮

痄腮，又名"蛤蟆瘟"，类似于现代医学"流行性腮腺炎"。以5～10岁最为常见，余临床多验此证。

本证病因，实为少阳经蕴热，外受瘟毒，客邪互结，壅于少阳，阳明之络，气血瘀滞，故腮部肿胀疼痛。因少阳、阳明经脉经过腮部，再加之瘟毒之邪为阳邪，由口鼻而入，首先犯上，故发于腮部。

本证主要发于耳下腮部，其症状可表现为腮部灼热肿胀疼痛，或左或右，轻重差异较大，轻者仅见腮肿，亦不发热，患儿无明显痛苦之状，治之速愈，不治亦可渐愈；重者则见发高热，腮肿硬大，甚则卧床不起，速治则效，预后良好。

但经验证明，其重证若发于年长儿童，则可引起"热疝证"，即并发"睾丸炎"，这是因为肝与胆互为表里，其经脉循行经过"阴器"，热毒下迫之故。于此，余在探索"男性不育症"时，常将幼时曾患"痄腮"并发"睾丸炎"，以致精子异常的情况作为婚后不育的原因之一。因而，对痄腮一证，必须早期诊治，以防患于未然。余久验证，内外施治，均获速愈。

一、早期

痄腮早期主要表现为发热头痛，一侧或两侧腮部肿起，无明显界限，按之疼痛，不红不硬，或大便干燥，舌边尖红，苔淡黄，脉象浮滑而数。此为少阳蕴热，初感风瘟毒邪，循其胆经外发之故。

【外治法】首用"灯心点烫法"，即手拿一根三寸多长的灯心草，蘸点香油，用火柴燃着。视其"痄腮"，若发于左，则将左耳轮向内按平；发于右，则将右耳轮向内按平,然后把燃着的灯心草放在按平的耳上端发际处,立即用手指把火按灭,一秒钟离手即可。每日1次,1次好转,2～3次腮肿消失,对初起者,久验良效。

【内治法】对初起腮肿较重者,常以散风清热,解毒消肿法施治。

【验方】自拟"柴牛解毒清络汤"内服施治。

北柴胡9g,牛蒡子9g,荆芥穗9g,青连翘10g,蒲公英13g,板蓝根20g,大赤芍9g,炒黄芩7g。水煎服。

【服法】1剂煎2次合一起,5岁左右小儿,分9次,早午晚各服1次;10岁左右儿童,分6次,早午晚各服1次。一般2日后腮肿渐消,连服则愈。

二、后期

后期痄腮多发生于1周之后,表现为发热不退(亦有不发热者),腮肿加重,疼痛较硬,或焮热微红,舌质发绛,苔白黄且干,脉象沉数或滑数或弦数。此为邪热互结,壅于少阳经脉,循行阻滞之故。

【治则】内外兼施,清热解毒,散结消肿。

【内治验方】自拟"夏枯浙贝解毒汤"加减施治。

夏枯草15g,浙贝母9g,大赤芍9g,黑玄参13g,炒黄芩7g,北柴胡9g,板蓝根15g,龙胆6g,草河车9g。水煎服。

【随症加减】

1. 腮肿坚硬甚者,加炙射干7g,酒大黄7g。

2. 引起热疝、睾丸炎者,加荔枝核9g,川楝子9g,醋延胡索6g。

【外治验方】近年来惯用"牛黄解毒片"研为细末,用三层大于腮肿部的白麻纸,将鸡蛋清涂于纸上,随后撒上药末并敷之,每日换1次。贴上数分钟,患儿自觉清凉,痛感减轻,加以内服药,很快则愈,屡验屡效。

唇 证

唇证是指口唇部位的病证,古籍无此名称。历代医家根据"因"与"证"的不同,分为:唇风、唇疔、唇肿、唇疮、唇疽、唇胗、唇裂、唇紫、唇紧、唇颤动等十几种。这一病多证之患,余未见全,故将其总称为"唇证"。其中常见者为"唇风"和"唇裂",且尤以中青年患者较多。

其病在唇,一望而知。其病因何也?《素问·五脏生成》曰:"脾之合肉也,其荣唇也。"《难经·四十四难》:"唇为飞门。"阳明经脉循行于唇,上唇挟口属手阳明经,下唇挟口属足阳明经,唇为脾胃之门也。其脾属土,土最恶湿,湿则化热,热招于风,故发"唇风证"。此二者有发于上唇者,有发于下唇者,亦有发于上下唇者。需根据病因不同,证之轻重,分别施治。

一、唇风证

究其之因,为脾胃内蕴湿热,外招于风所致。表现为初起唇部红肿,或上或下,但多见于上唇,并发刺痒,或有小粒黄疹,破裂流水,痛如火炽,皲裂脱屑,状若无皮。若日久不治或失治,唇则眴动不已,形成慢疾。

【治则】常以清热渗湿之法。

【验方】选"四妙汤"加味施治,其效甚捷。

生薏苡仁 30～50g,炒苍术 13g,炒黄柏 10g,川牛膝 9g,川黄连 3～5g,焦栀子 7g,金银花 13g,赤茯苓 12g,细木通 7g,生甘草 5g。水煎服,早晚各 1 次,饭前服。一般 4～6 剂则愈。青年幼儿,每剂煎 2 次合一起,分 4 次,早晚各服 1 次,一般 5 剂左右可痊愈。

若日久未治或失治者,以本方加生黄芪 15～20g,炒白芍 15g,先连服数剂后,改为隔日 1 剂,再数剂,方可痊愈。

二、唇裂证

究其之因,为脾燥伤津,不能上荣于唇所致。表现为唇干皮裂,微肿痛痒,且脱白屑,患者不时伸舌舔润。临证所见,常为日久未治不愈而来就诊者。

【治则】宜用养阴润燥清热之法。

【验方】自拟"沙参麦冬汤"内服施治。

辽沙参 15g,麦冬 13g,天花粉 10g,生白芍 15g,金石斛 12g,炒知母 13g,全当归 10g,炒黄芩 6g,生甘草 6g。水煎服,早晚各 1 次,饭前服,一般 4 剂好转后,改为隔日 1 剂,再数剂后,唇燥转润,裂纹消失,切忌辛辣食物,自养则可痊愈。

弄　舌

弄舌,多见于三岁以内的小儿患者,表现为舌常伸于唇外,上下左右,不时摆弄,状如蛇伸动一样,故称"弄舌"。

弄舌多为小儿心肝脾胃郁热所致,是发生其他疾病的先兆。如不及时治疗，随之则可出现面颊发红，唇红口渴，烦躁不安，哭闹厌食，身热发热，状如感冒，甚至引起肝风内动，发生惊厥抽搐等证。因此，应早期就医，以防患于未然。余见此患儿，常以清心凉肝，醒脾降胃火的汤剂内服，或用他药涂于舌上，合用施治。

【验方】自拟"清心汤"内服施治。

生栀子 6g，川黄连 2g，细生地 10g，麦冬 9g，生石膏 15g（先煎），淡竹叶 5g，生山楂 9g。加水两茶碗，煎余一茶碗，根据小儿年龄，每次 1～2 汤匙，早午晚各服 1 次，一般 1 剂则愈。

【外用】牛黄少许研细，涂于舌尖，早晚各 1 次，弄舌即减轻，3～4 次则愈。

弄舌之证，只要及时给予清凉药品，不仅其效立竿见影，而且亦可杜绝热极生风之患。今举其一：

女孩，两周岁零三个月，某年夏日，见她弄舌，不以为然。二三日后，其开始出现口渴欲饮，时而烦躁，哭闹不安，昼夜不宁等表现。知其病矣，应给服药，但时至傍晚，不使贴药，遂去大街买来"牛奶冰棍"3 根，见之手握，半小时内吃完。少顷入睡，一夜安静，晨起后欢玩如常，弄舌未作。

经验证明，冰棍非药而亦药也，其性寒凉，能解心肝脾胃经的火热，可生津止渴，润燥去烦，故使心神气爽，雅阳安宁，弄舌之疾速愈矣。

歪　嘴　风

歪嘴风，亦称"口僻"，多见于中青年男女，常突然发生口㖞，并与眼斜同时出现，或左歪，或右斜，甚则有碍饮食及目视。其虽与"中风"之口眼㖞斜相似，但其病因却大不相同。

口僻病因，为胃经燥热，内热招风，风邪非由皮毛侵袭，而是直中阳明经发生急变之故。《内经》曰："足阳明与手太阳之经急，则口目为僻，而眦急不能正视。"此论同临证所见，中青年之人，由于素体经常蕴郁燥热，燥热则易招风，故会突发"歪嘴风"。

【治则】常以清热润燥，祛风疏络之法。

【验方】选用《千金方》中的"小续命汤"化裁加减施治。

嫩桂枝 7g，白附子 7g，川芎片 9g，生麻黄 7g，生石膏 18g（先煎），炒杏仁 10g，白党参 15g，炒白芍 13g，炒黄芩 7g，汉防己 9g，口防风 9g，生甘草 6g，全蝎 3g，白芷 7g，鲜姜片 3 片。水煎服，一般 3 剂效，6 剂愈。

此证为何速愈？临证表明，患此证者，多是中青年男女重视相貌，故急于就诊求治。此时邪入经浅，若方药适宜，则可速愈。本方主要是以桂枝、麻黄疏解太阳经之急，以黄芩、防己清阳明经热，以杏仁润燥，以党参益气，助正抗邪，同时以他药佐使之，共奏祛风通络、驱邪外出之功，故而速愈。但若日久不治或失治，邪留于经，则亦属难以根治之病证，此乃久验所证明矣。

瘿 证

瘿，是古医对该证命名的总称。其分类较多，如《圣济总录》有五瘿：分石瘿、泥瘿、劳瘿、忧瘿、气瘿。《三因极一病证方论》亦有五瘿：为石瘿、肉瘿、筋瘿、血瘿、气瘿。这些瘿证，颇似现代医学所称的"甲状腺肿大"一类的疾病。余经辨证，其因不一，论治而效者有四：

一、气瘿

气瘿，俗称"粗脖子"，类似于现代医学所称的"单纯性甲状腺肿大"。本病与水土有关，若长期饮用久居之处的"沙水"（今说缺碘），再加之"七情"内伤，肝气郁结，则易导致该病。其表现为颈前生长肿物，一侧或两侧，或蒂小而下垂，缓慢发展，病期短者无自觉症状，一般不求医诊治；病久增长颈粗者，其形状大如婴儿头，下垂于项下，内有大小不等的结节，质地坚硬，气滞血瘀，则可引起一些自觉症状。因而，有患者求治。

【治则】对此，余则以"慢病缓治"为原则，徐散结气，用活血散瘀，化痰疏络，软坚消瘿之法，拟单方浸剂治之。

【验方】自拟"藻酒饮"渐服施治。

海藻 150g（凉水洗净切碎），再加 1 斤半的酒浸之。10 日后，将酒取出，再加酒浸 10 余日，去渣，将两次浸酒合一起，装于瓶内，每次饮 1 酒杯（约 10ml），早晚各饮 1 次。一般 1～2 个月后，其瘿可见消软；4～6 个月后其症状可明显减轻；1 年左右则可基本痊愈。

二、忧瘿

忧瘿，最为常见，类似于现代医学所称的"甲状腺功能亢进"。其表现为颈项微现肿大，全身乏力，时而心悸，或自汗出，烦躁易怒，易饥，身体消瘦，甚则眼球突出，双手平伸震颤，脉弦略数，沉取无力等。结合现代医检,基础代谢率达到30%以上,则是本病确诊的重要依据。

【治则】经验证明,常用益气疏肝,化痰散结之法。

【验方】自拟"夏枯昆藻汤",随其显症加减,予以施治。

夏枯草15g,醋柴胡9g,姜半夏9g,厚昆布15g,紫海藻17g,浙贝母9g,制香附10g,生牡蛎30g(先煎)。水煎服。

【随症加减】

1. 心悸汗多者,加生龙骨25g(先煎),炒酸枣仁13g,五味子9g。

2. 烦躁易怒甚者,加醋青皮7g,广木香9g,紫石英10g。

3. 易饥消瘦明显者,加土白术15g,鸡内金9g,麦冬13g。

4. 阴虚火盛,内热骨蒸,舌干口渴者,加金石斛10g,炒知母12g,黑玄参10g。

5. 头晕乏力甚者,加白党参18g,钩藤17g(后下),霜桑叶10g。

6. 双手伸直震颤明显者,加生黄芪20g,珍珠母25g(先煎)。

其属于慢性疾病,施治原则宜"慢病缓治",因而,必须坚持用药,数十剂方可明显收效,但仍需每日1剂,以至其证完全消失,精神接近正常后,方可停药自养。日常尚须忌烦恼,须起居有常,切勿过劳,如此,则不难痊愈矣。

三、劳瘿

劳瘿,验证表明,其病原因,多与先天不足,后天失养有关。因而,该病可见于男女不同年龄,如不经诊治,则很难自愈。凡经现代医检者,多诊断为"甲状腺功能减退"。

余经辨证,证虽不同,但其因皆属脾肾亏虚,鉴此论治,常以"异证同治"法则,主以内服方剂,大宜健脾,佐使补肾,亦不难治愈。由于病发不同年龄,其常见类型有三:

幼童劳瘿:见于幼儿和儿童,其主要症状是"五迟",即立迟、行迟、发迟、齿迟、语迟。严重者,其头较大,脸广面苍,黄浮似肿,唇厚舌大,常托出口外,伴流涎,或鼻梁下陷等。

青年劳瘿:见于二十岁左右之人,主要表现为发育迟缓,身材矮小,其肩、臂、腹、背、肌肉消瘦,自觉畏寒,乏力少汗,关节痛楚,纳呆化慢,脾胃胀痛,或嗳气逆酸,大便时秘时溏,脉微细无力等。

壮年劳瘿:见于四十岁左右之人,壮年不壮,主要表现为全身疲倦无力,皮肤苍白,肌肤粗糙,眉发毛脱,痴呆嗜睡,烦躁健忘,耳闷蝉鸣,语言不清,腹胀厌食,便秘尿少,脉细无力;女性常表现为月经失调,崩漏等。

【辨证求因】上述三种年龄之人患有该病后，其症状略有差异，究其病源，皆为先天肾精不足，后天脾有亏虚之故。纳少不得其养，故气血不充，心阳不振，津液枯乏，百骸不荣。

【论治法则】经验证明，法宜以健脾为主，以"慢病缓治"为原则，脾健则肾强，水火相济，而须久服，方可痊愈。

【验方】自拟"人参薏仁丸"内服施治。

红人参 30g，炒薏苡仁 100g，炒白芍 80g，焦山楂 100g（去净核），炒山药 60g，桑寄生 50g，核桃仁 100g。共为细末，加红糖 150g，炼蜜为丸，每丸 10g 大。

服法：幼童，每丸分 2～3 次，早晚各服 1 次；青年人，每丸分 2 次，早午晚各服 1 次；壮年人，每次 1 丸，早晚各服 1 次。

瘿 瘤

瘿瘤常发于颈前，一侧或两侧，缓慢成核，小如胡桃，大如鸡卵，形状偏凸，质地较硬，不红不痛，除患者自觉咽喉似有压迫之感，按之随吞咽上下移动外，没有其他显著症状。古今中医称为"瘿瘤"或"瘿核"，类似现代医学所称的"甲状腺肿瘤"。

【病因】患者不分年龄大小，女性较为多见，其因多由悲怒忧思，肝失调达，郁滞不疏，气痰互结于颈络之脉而成。

【治则】该证不治或失治，难以自愈。现代外科多以手术治疗。余临证所得，以散结化滞，通络软坚之法，内服中药施治，瘿瘤渐消痊愈者多矣。

【验方】自拟"夏枯昆海消瘿汤"内服施治。

夏枯草 15g，昆布 15g，海藻 17g，浙贝母 10g，姜半夏 9g，醋柴胡 9g，醋青皮 7g，制香附 10g，大赤芍 9g，生牡蛎 26g（先煎），射干 7g。水煎服。

【服法】每日 1 剂，早晚各服 1 次。瘿瘤病期短者，20 多剂可以见消，30～40 剂，其症状可明显消退或消失而痊愈。

肩 凝

肩凝，即肩胛疼痛，其主要表现为一侧或两侧，高举或提物则痛甚，经久不愈。此为气血亏损，外受寒邪，肩胛凝滞不通所致。

【治法】常用益气祛寒，调荣和卫之法。

【验方】惯以"黄芪桂枝五物汤"加减施治。

生黄芪 20～30g，炒白芍 18g，嫩桂枝 9g，片姜黄 7g，防风 9g，汉防己 9g，豨莶草 15g，嫩桑枝 20g，全蝎 2g，生甘草 7g，生姜 3g，大枣 5 枚。水煎服。

【随症加减】

1. 痛甚者，加醋延胡索 10g。

2. 高举困难而痛甚者，加伸筋草 13g。一般 4～6 剂可愈，愈后勿过劳，并忌寒凉侵袭，永不复发。

历　节　风

历节风早期呈游走性关节肿痛，屈伸不便；晚期则关节僵硬，继而畸形，尤以小关节显著，并有骨骼、肌肉萎缩，膝、肘、手指、腕部均屈伸困难等表现。甚则行走、拾物、穿衣、翻身、进餐等都觉不便。本病发展缓慢而渐进，并急缓交替，反复发作，每发作一次，增剧一次，有时疼痛剧烈难以忍受，又名"白虎历节风"，是一种慢性且难以治愈的顽固性疾病。

【病因】由素体正气亏虚，风寒湿邪袭于肌络，蕴瘀成疾所致。因证互变，患者可有皮肤温热，潮红，久而气血凝瘀，心烦急躁，脉象现数等。

【辨证论治】历代医家，各抒己见，但均不外用祛风湿，通经络之法，效而不显。多年来，余遵祖之传，继承验方，以补气健脾，温阳生肌之法，实践验证，其效甚佳。

【验方】选"芪术历节汤"内服施治。

生黄芪 35g，土白术 20g，陈皮丝 9g，炒白芍 16g，嫩桂枝 9g，川秦艽 9g，蜈蚣 3 条，全蝎 3g，鲜姜 9g 或干姜 3 片。水煎服。

【随症加减】

1. 其痛发热者，加炒知母 13g。

2. 其痛发凉者，加炒附子 7～9g（久煎）。

3. 食欲欠佳者，加焦山楂 10g，或加鸡内金 10g。

凡历节日久，肌肤消瘦，关节僵肿畸形，筋脉青紫，伸握困难者，均为气虚血瘀，经络不通所致。

【治则】宜用补气逐瘀之法治之。

【验方】选"补气逐瘀汤"加减施治。

生黄芪 30～60g，全当归 10g，川芎片 7g，炒桃仁 9g，南红花 9g，醋香附 10g，炒灵脂 7g（包煎），没药 6g（去油），川牛膝 10g。水煎服。

【随症加减】

1. 如痛有发热感者，加炒地龙 9g。

2. 如痛有发凉感者，加嫩桂枝 9g。

3. 如痛而寒热往来者，加炒苍术 12g，炒黄柏 9g。

外治法——黄氏驱风活络药褥

该药褥，是根据临证经验，探索得知的。人体生理"气虚血少，抵抗力低"，再加之外界"风寒湿邪侵袭"，导致"经络瘀滞，气血循行不通"，故而引起周身肌骨关节疼痛，形成风湿性关节炎（痹证）、类风湿关节炎（历节风）以及骨质增生等。该药褥是由祛风胜湿，舒筋活络，强身健骨的中药研制而成的。

方药：骨碎补 30g，透骨草 30g，伸筋草 30g，川乌 20g，草乌 20g，川牛膝 25g，鸡血藤 30g，茅苍术 20g，炒地龙 15g，全当归 30g，川芎片 15g，没药 15g，嫩桂枝 20g，全蝎 10g，川断 30g，五加皮 25g，川独活 20g，桑寄生 30g，制香附 20g，生黄芪 30g，醋延胡索 15g，细辛 10g，狗脊 20g。

做法：共为粗末，备用。准备一个长为 1.1m 的白棉布，下面双层，上面单层，中间装棉花 1 寸厚，将药末撒在棉花之上，用手轻轻拍打，使药末渗入棉花之中，把布合成褥样，用线引 6～7 行即可。

用法：每晚睡在药褥上安眠。由于人每天约有三分之一时间在睡眠中度过，所以其药褥之药的性味，可通过皮肤、经络、穴位等，作用于人体而发挥药效，以促进血液循环，达到祛风通络，活血舒筋，强健骨骼，铲除风湿的效果，从而使之逐渐痊愈。由于本病属于慢性疾病，所以这一外治法是一种"慢病缓治"的良好方法。久经验证，疗效甚佳。

麻　木

所谓麻木，麻是疫引如蚁走，木是疫胀而无痛，甚则刺无知觉。该病多发于上下四肢或单肢或两手。

【辨证求因】实践得知，麻为气血不充所致，木是由于血虚而瘀所引起。论治其本，麻则补气行气，木则补血活血，麻木并存者，补气活血，调荣和卫,其疾则愈。

【验方】自拟"芪参桂术汤"加减施治。

生黄芪 20～30g,白党参 18g,嫩桂枝 9g,土白术 15g,鸡血藤 10g,全当归 10g,炒白芍 15g,川秦艽 9g,五加皮 10g,生甘草 6g。姜枣为引,水煎服。

【随症加减】

1. 麻偏重者,则加用黄芪之量。

2. 木明显者,加炒桃仁 9g,南红花 9g。

3. 病程日久者,每日 1 剂,若显效,则改为隔日 1 剂至痊愈为止。

手 指 麻 凉

手指麻木,多在尖端,一侧或两侧,一二指或全指,有的阵发,有的麻而不木,甚则不能捏起小物,上肢发凉。其麻木为自觉之症,按扪不湿,切脉多微细无力,加以询问既往史,合参辨证,从而得知,脾气肝血亏虚,脾主肌肉,肝主筋脉,气血不足,无力布输,指端失养之故。

【治则】宜用补气血,温通经脉之法。

【验方】选"黄芪五物汤"化裁加减施治。

生黄芪 25g,炒白芍 17g,桂枝 9g,粉甘草 7g,陈皮丝 9g,鸡血藤 10g,嫩桑枝 15g,威灵仙 7g,川秦艽 9g,生姜 3 片,大枣 5 枚。水煎服。

【随症加减】

1. 左手指尖麻甚者,加全当归 10g,川芎片 7g,

2. 右手指尖麻甚者,加白党参 15g,土白术 15g。

连服数剂,手指发温,其麻明显减轻,但仍需巩固疗效,改为隔日 1 剂,以待指麻完全消失后,方可停药。

鹅 掌 风

鹅掌风发于手掌,紫白斑点,久则破裂,层层剥皮,甚则血肉外露,干燥微痒或痛,久而不愈。

此为胃热脾燥所致,津血缺少,皮肌不荣,远端失养,易受寒凉,故发于手掌。

【治则】宜用清胃热,润脾燥之法。用"白鲜皮汤"内服,严重者加以外熏,可获愈。

【验方】

内服方药:白鲜皮 10g,炒黄柏 9g,炒知母 13g,刺蒺藜 10g,全当归 15g,炒白芍 18g,甘枸杞 10g,川独活 9g,土茯苓 10g,菟丝子 10g,生甘草 6g。水煎服。

外熏方药:白矾 30g,皂角刺 30g,儿茶 15g,侧柏叶 50g,加水 5 饭碗,煎 15min 左右,备用。

用法:使用前,先用"桐油"(清油漆)擦于手掌,再用"白麻纸"搓成纸捻,浸于桐油内,拿出,用火点着,徐徐熏手掌 10 余分钟。然后,将所用之药煎热,倒在小桶内,把手伸入药液中浸泡 20min 左右,每日 1 次,再用则再将药水温热。

足 跟 痛

常有人就诊说,我无大病,只是很久以来脚后跟痛,不能多立,多走路。望之不肿不红,不见畸形,脉变不显。从证辨因,多为久劳伤肾损肝之故。

肾主骨,肾强则骨健;肝主筋,肝血足则其筋脉自柔。虽系小疾,理应早治,发当肝肾同补,必速愈矣。

【验方】自拟"健根汤"内服施治。

制熟地 30g(砂仁拌),鹿角霜 9g,当归身 10g,炒白芍 15g,桑寄生 13g,怀牛膝 15g,焦杜仲 10g,白党参 16g,菟丝子 10g。水煎 2 次合一起,早晚各服 1 次。4～6 剂后其痛减轻,但仍须每隔日 1 剂,连服 3～5 剂,以巩固疗效,则永不再发。

痿 证

痿证主要表现为肢体筋脉痿软无力,屈伸举止不能运动自如,步履蹒跚而无力。有发于上肢不能屈举者,名"上痿";有发于下肢不能行走者,曰"下痿";亦有发于一侧或两侧者,称"偏痿"。其特征是无疼痛之苦。

该证以"四诊"所察辨因,首"望"患者行走举动,而知其病部和轻重如何;随"闻"患者语声,从音之高低,以知"正"与"邪"如何;继"问"既往是否曾患疫热疾病,以测知"阴"和"津"的亏损程度;再则以"切"脉象和按其皮肌有无知觉，从脉之浮沉迟数的有力无力来定虚实。

虚证之因，一是肺胃津伤，二是肝肾阴亏，精血不足，肌肉筋脉失养；实证乃湿热侵袭，淫于经络所致，故发痿证。根据其虚实不同，论治求本。病期短者，可速愈；病期久者，必多服药，使其痊愈。

一、实痿

凡肢体痿软无力或微肿难行，腿足发热，面部苍白而黄，胸满烦闷，舌干口苦，渴而不欲饮，小便赤热不利，舌质暗红，苔白黄腻，脉象濡而略数者，无疑是温热侵袭，蕴于肌络所引起。

【治则】以清渗湿热为主，随症加减治之。

【验方】自拟"薏苡仁柏汤"加减施治。

生薏苡仁 30～60g，苍白术各 10g，赤茯苓 13g，盐黄柏 10g，川萆薢 12g，五加皮 10g，川牛膝 12g。水煎服。

【随症加减】

1. 腿足发热明显者，加醋柴胡 9g，川秦艽 9g，炒地龙 7g。

2. 胸腹烦闷而口干者，加瓜蒌皮 10g，炒枳壳 9g，焦栀子 6g。

3. 小便赤热，尿少不利较重者，加白茅根 30g，路路通 5g。

二、虚痿

虚痿主要表现为肢体痿软，肌肉消瘦，皮肤干枯，口咽燥渴，身发低热，手足心热，小便赤少，大便干秘，舌质淡红，苔白且干，脉象弦细而略数。病程短者，为肺胃津伤，阴液不充，不能荣养肌肉之故；病程日久者，则为肝肾亏虚所致，若其表现为痿软腰酸，潮热盗汗，头晕目眩，掌红灼热，舌质色绛，苔无且干，脉象沉细无力等，则应分别论治。

1. 病程短者

【治则】宜用滋养肺胃之阴之法治之。

【验方】自拟"沙参麦冬汤"加减施治。

辽沙参 15g，麦冬 13g，金石斛 10g，玉竹参 12g，炙百合 13g，细生地 13g，生白芍 15g，炒知母 13g，地骨皮 10g。水煎服。

【随症加减】若气短汗出明显者，加生黄芪 20～30g，五味子 9g。

2. 病期日久

【治则】宜用滋肾养肝之法。

【验方】选"首乌地黄饮"加减施治。

何首乌 15g,制熟地 20g(砂仁拌),净山茱萸 10g,生山药 20g,炒白芍 15g,怀牛膝 12g,毛狗脊 10g,五加皮 10g,甘枸杞 12g。水煎服。

【随症加减】

1. 头晕目眩严重者,加明天麻 9g,钩藤 20g(后下)。

2. 潮热盗汗,足心热显者,加生龟甲 12g(先煎),炒知母 13g。

说明:本方宜连服,待其痿软明显好转,仍须继服"虎潜丸",以至步履正常,方可停药。在生活中应加强饮食营养和早晚定时不断行走 1 小时左右,方可痊愈。

腰　　痛

腰痛是指无冷热,而亦无其他自觉证,只是腰部疼痛或酸痛,劳甚痛剧,休息则痛轻的一种常见病证。腰痛不分男女,多因平素过劳,肾气损伤,"腰为肾之府",肾气空虚,易受寒凉所致;若妇女冲任损伤,寒气滞着,则易引起腰痛之证。

【治则】宜用益肾温经,疏散风寒之法。

【方药】选"独活寄生汤"化裁加减,其效甚佳。

川独活 10g,桑寄生 13g,川秦艽 9g,辽细辛 4g,川芎片 7g,全当归 10g,制熟地 15g,炒白芍 13g,白茯苓 12g,怀牛膝 13g,川续断 13g,焦杜仲 10g,生黄芪 18g。水煎服。

【随症加减】

1. 如肾虚明显,尿频而量少者,则加山萸肉 12g,嫩桂枝 7g,淡附子 6g(久煎)。

2. 妇女白带多而质清稀者,应加土白术 20g,炒山药 30g。

淋　　证

淋证,亦称"淋病",主要表现为小便淋沥不通,尿频、尿急、尿痛、尿血等。历代医家辨证一般分为:气淋、血淋、膏淋、石淋、劳淋五种,其论治各异。而在临证中"热淋"亦为常见。今将已验分述如下:

一、气淋

气淋主要表现为小便涩滞不利,少腹胀满,脉象沉弦。多因情志郁结,气化失宜,膀胱气滞所引起。

【治法】惯以利气导滞通淋之法治之。

【验方】常选《金匮翼方》中的"沉香散"加减施治。

沉香 6g(碎末),石韦 10g,冬葵子 10g,滑石粉 10g(包煎),赤茯苓 12g,炒白芍 13g,制香附 9g,台乌药 7g,王不留行 10g,川牛膝 9g,嫩桂枝 7g。水煎服。

如气淋病久,或过服通利之剂,反现少腹坠胀,迫而作痛,小便余沥,面色苍白,气短乏力,舌淡,脉象虚浮者,则属中气不足,气虚下陷之故,宜选"补中益气汤"加减治之。

药物组成:生黄芪 30g,白党参 17g,土白术 15g,白茯苓 13g,炒白芍 15g,全当归 10g,嫩桂枝 6g,炙柴胡 5g,炙升麻 4g,炙甘草 5g,大枣 5 枚,生姜 3 片。水煎服。

二、血淋

血淋主要表现为尿血色红,尿时刺痛,其脉多现弦而略数,此为血热迫于膀胱,血从下溢所致(尿血有痛者为血淋,无痛者名尿血)。

【治法】常以凉血通淋之法。

【验方】选《济生方》中的"小蓟饮子"加减施治。

小蓟炭 10g,生蒲黄 9g(包煎),细生地 15g,全当归 9g,细木通 9g,滑石粉 10g(包煎),生藕节 13g,生栀子 7g,粉丹皮 10g,炒知母 7g,盐黄柏 7g,川牛膝 9g,生甘草 5g。水煎服。

三、膏淋

膏淋主要表现为小便浑浊,状如米泔,或似黏滑液体,尿时尿道发热而有涩痛感,舌红苔腻,脉多细数。多因湿热下注,蕴结膀胱,气化不行所致。

【治法】宜用清热化湿,通利膀胱之法。

【验方】常选"萆薢分清饮"加减施治。

川萆薢 15g,石菖蒲 10g,白茯苓 13g,台乌药 7g,益智仁 7g,莲子肉 12g,文蛤粉 10g,炒黄柏 7g,车前子 10g(包煎)。水煎服。

四、石淋

石淋主要表现为小便不利,尿时中断,刺痛难忍,尿色黄而浑浊,有时尿中夹有小粒砂石排出,甚则尿血,并伴有腰痛,严重者可见面色苍白,或恶心呕吐或出冷汗等。此因湿热日久不愈，损伤肾气，阴津受损所致，多属虚中夹实，属纯虚者极少。

【治法】应化利湿（石）热，重在于通。

【验方】金钱草50g，生薏苡仁40g，海金沙13g（包煎），细木通10g，冬葵子10g，萹蓄10g，大蓟、小蓟各20g，赤茯苓15g，炒黄柏9g，猪苓片15g，石韦10g，炮甲珠9g，鸡内金10g，川牛膝10g，甘草梢6g。水煎服。

【随症加减】

1. 尿血者，加白茅根30～50g，严重者加三七末3g，早晚各冲服1次。

2. 尿痛明显者，加醋延胡索7g，如为尿后痛，则加生黄芪20～30g。

3. 大便干结者，加生大黄7g（后下），玄明粉5g，分2次，用药液冲服。

4. 腰痛明显者，若为实证，则重用川牛膝；若为肾虚，则加怀牛膝15g，桑寄生13g，焦杜仲13g。

5. 肾阴亏耗较为显著，症见口咽干燥，舌红无苔，脉细而略数者，加麦冬13g，沙参13g，玉竹13g。

6. 阳气虚弱，症见倦怠，自汗，脉象虚浮无力者，加生黄芪15～25g，白党参15g，土白术15g，或加淫羊藿15g，仙茅12g。

 自拟方："化石通淋散"

鱼脑石30g，延胡索粉20g，醋延胡索15g，广木香9g。共为极细末，每次服3g，1日3次，白开水饭前冲服。

五、劳淋

劳淋主要表现为患者小便不甚赤涩，但淋涩不已，时轻时重，时好时犯，尤以遇劳即发，经久不愈，腰痛肢软，脉多微细无力等。

【辨证求因】以脾虚、肾虚两种为主。肾虚（手稿缺失）脾虚者，其症状表现为尿少浑浊，尿时气急短促，全身乏力，肢冷自汗，纳呆，口干而不欲饮等。

【治则】论治求本，宜用补中益气之法治之。

【处方】常以"补中益气汤"化裁加减，待症状明显好转后，仍需久服"补中益气丸"，方可根除。

生、炙黄芪各15g，白党参15g，土白术15g，炒山药20g，白茯苓12g，全当归10g，炒白芍15g，泽泻片9g，车前子10g（包煎），炙柴胡5g，炙升麻

4g,炙甘草 5g,大枣 5 枚,生姜 3 片。水煎服,每日 1 剂。

好转时继服"补中益气丸",早晚各服 1 丸,服 2～3 个月,切忌过劳,以防复发。

六、热淋

热淋最为常见,表现为突发尿急,尿频,尿痛,尿液灼热(自觉尿似热水之感),或身发寒热,脉多为浮紧而略数等。此为下焦湿热蕴结,或外感温热之邪,膀胱不制所致。

【治法】宜用清热利湿之法治之。

【验方】自拟"导利汤"内服施治。

白茅根 30～50g(尤以鲜茅根为佳),细生地 15g,全当归 10g,细木通 9g,大赤芍 9g,滑石粉 10g(包煎),赤茯苓 13g,猪苓片 15g,泽泻片 12g,川牛膝 9g,甘草梢 5g,淡竹叶 6g,灯心草 1 团。水煎服。

【随症加减】

1. 身发寒热者,加金银花 13g,青连翘 10g。

2. 尿淋点滴而痛明显者,加海金沙 10g(包煎)。

3. 素体虚弱者,加生黄芪 20～30g。

尿 痛

临证常见患者说:"小便尿痛",以此为主症予以询问后,余断其不属于"淋证"范畴。从而复问:"是尿前痛,还是尿后痛,或是尿时不断痛?"再以此切诊,辨其病因,立法组方,予以施治。

尿前下腹及尿道有憋刺痛感,尿出痛减者,为湿热蕴结于膀胱,气化不利所致。

【治则治法】宜用渗湿清热通利之法,湿热去,气化则通,通则不痛,其病愈矣。

【方药】选"薏仁川楝子汤"内服施治。

生薏苡仁 40g,川楝子 9g,生栀子 6g,细木通 9g,猪苓片 15g,泽泻片 10g,川牛膝 9g,嫩桂枝 5g,生甘草 5g,灯心草 1 团。水煎服。

【随症加减】

1. 尿液有炽热之感者,加白茅根 30g,石韦 9g。

2. 小便浑浊者,加川萆薢 13g,台乌药 7g,赤茯苓 13g,其效可靠。

尿 血

小便之时，血随尿出，而无尿痛者，称为"尿血"，多由心火旺盛所致。心与小肠相表里，心主血，血热迫于小肠，下注膀胱，故其血随尿同出。《医学入门》中曰："溺血乃心移热于小肠。"验证表明，此言中于尿血病因之理也。尿血常伴有口舌干燥，口舌色红，舌尖红，口舌生疮等，因而断其为心火旺盛无疑也。

【法则】宜用清热凉血之法，导热下行，血凉则安矣。

【验方】自拟"茅根地黄栀子汤"内服施治。

白茅根50g，干地黄15g，生栀子9g，炒黄芩7g，全当归9g，细木通9g，粉丹皮10g，生藕节10g，生甘草6g，淡竹叶10g，灯心草1团。水煎服。

一般2剂见效，再1剂则痊愈。愈后须忌饮酒和辛辣食物，则永不复发。

尿 频

尿量少，排便次数多，而无痛感，且有急迫感者，名"尿频"，又名"淋撒"，俗称"零撒"。

尿频多为肾气亏损，脾阳虚弱，升提无力所致，常伴腰部酸痛，肢凉身冷等；但亦有因肝气郁结，不能疏泄所致者，常伴有烦躁易怒，口苦咽干等。当以脉证分辨，各立其法治之。

一、肾虚

【治则治法】肾虚者，法宜补肾止涩，实践验证其效甚微或罔效，何也？肾乃先天之根，其虚为后天脾损，其阳不升之故，阳者，元气也，治宜补气，以治其本。因而大补元气，气化有力，清升浊降，则尿频自愈。

【验方】生黄芪35～50g，白党参20g，陈皮丝9g，白茯苓13g，炒白芍15g，嫩桂枝7g，怀牛膝10g，川萆薢10g，炙柴胡5g，炙升麻5g，炙甘草6g。生姜、大枣为引，水煎服。一般不需加减。

二、肝郁

【治则治法】肝郁者，宜以疏肝为主，潜阳为辅，益脾佐之，屡验甚效。

【验方】醋柴胡9g，醋青皮7g，炒白芍13g，姜半夏9g，白党参18g，白茯苓 15g，桂枝尖 8g，生龙骨 26g（先煎），生牡蛎 27g（先煎），生姜 3 片。水煎服。

【随症加减】

1. 大便干燥者，加生大黄 7g（后下）。

2. 口干苦明显者，加麦冬 10g，炒黄芩 6g，青竹茹 10g。

3. 食饮欠佳者，加麦冬 15g，焦山楂 10g。

遗　　尿

不知而尿，量少或点滴者，名"遗尿"，又称"小便失禁"。

遗尿常见于年逾半百或花甲古稀之人，为肾脏虚衰所致。肾与膀胱相表里，肾虚则不能制水，膀胱约束无力。《内经》曰："膀胱不约为遗尿。"

遗尿亦见于儿童或少年，在睡中不知而尿，俗称"尿床"。其原因多为先天不足，肾气未充，膀胱失约所致。若在睡中，不知而尿，次多量少者，乃为病态，应与施治；若睡熟不知，尿一次而量多，醒后而知，并随年龄增长而仍如此者，一般是因昼间贪玩疲乏过甚，梦尿不醒，懒成惯性之故，不可以病态而论。父母应及时唤醒使尿，久则改之。

年老遗尿，是年迈生理自然衰退之故，但应查早衰之病因。验证所得，不论何种原因，均为整体之衰也，而气虚不固其本，法当补气，气充则肾盛，遗尿何有之。

【验方】选"补气固肾汤"内服施治。

生黄芪 50～80g，陈皮丝 10g，炒山药 20g，净山茱萸 13g，粉丹皮 10g，怀牛膝 10g，桑螵蛸 10g，覆盆子 12g，炒远志 9g，五味子 9g，肉桂 5g（后下），水煎服。

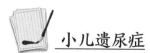 小儿遗尿症

【验方】桑螵蛸 20g，益智仁 15g，紫油桂 3g，共为细末。2～5 岁，早晚各服 3g，均宜白开水食前冲服。

说明：若患者症状表现为"中风"，或出现其他突然昏倒，神志昏迷，两目直视，手撒手遗尿等症状者，则属危候难医之证。

夜 尿 次 多

白天至睡前，不论饮水多少，昼间尿次正常，每于睡前和眠后一小时多，自觉有尿而欲尿，如不尿其少腹似有不适，不能安睡，尿而量不多，尿后则安，一夜间小便三五次，甚则六七次，称为"夜尿次多"。

夜尿次多常见于年老之人，中青年患者较少。其病因多为肾阴亏损，肾阳虚衰所致。昼属阳，阳气充固，摄约得宜，因而尿次少；夜属阴，阳虚则失静，动则不固，因而尿次多矣。而肾阳虚则心阳不振，心肾不交，神魄不安，继而失眠，不眠则思尿，尿次多而不得安眠，虽无大苦，其日久则衰，易招致他疾，须早期诊治，防其未然也。

【治则】此虽为肾阴亏损所致，但其淫邪亦生，故不宜滋阴，而应用补气助阳之法，气充阳旺，液化正常，尿次则少矣。所以，常以补气助阳之法治之，其效甚佳。

【验方】自拟"芪参桂附补阳汤"内服施治。

生黄芪30g，白党参18g（或红人参7g另煎），嫩桂枝9g（或紫油桂5g，（后下）），炮附子7g（久煎），炒山药20g，炒白芍15g，覆盆子10g，石菖蒲9g，五味子9g，炒远志9g。水煎服。

失眠严重者，加生龙骨25g（先煎），生牡蛎26g（先煎），一般4～6剂收效，10余剂尿次则明显减少，但需用《景岳全书》中的"右归丸"方来巩固疗效。

方药：熟地黄260g，怀山药120g，净山茱萸90g，枸杞子100g，菟丝子100g，鹿角胶100g，焦杜仲100g，全当归90g，紫油桂90g，制附子100g。共研细末，炼蜜为丸，每丸10g大，早晚各服1丸，1料。服后，尿次正常。

急 性 吐 泻

急性吐泻表现为突然胃腹疼痛，呕吐泄泻，或先吐后泻，或先泻后吐，或只吐不泻，或只泻不吐，一日数次或数十次，尿少且黄，食水不入，或伴寒热头痛等。如吐泻过甚，则必伤津耗液，导致虚脱（脱水）。急性吐泻今称"急性胃肠炎"。

【辨证】本病多因饮食失调，或食物不洁，偶食生冷，加以感受暑湿之邪，损伤脾胃，清浊不分所致。突发为实，失治者，可很快转虚。

【方药】现发者，宜速用"平胃饮"加减施治。

炒苍术 10g，姜厚朴 10g，姜半夏 9g，陈皮丝 9g，大腹皮 9g，生姜 3 片。水煎服。

【随症加减】

1. 呕吐严重者，加紫苏 9g，藿香 9g（后下），建神曲 9g。

2. 腹泻过甚者，加云苓 13g，猪苓 15g，泽泻 10g，滑石 10g（包煎）。

3. 腹痛明显者，加炒白芍 15g，广木香 9g。

4. 偏热或发热者，加粉葛根 9g，川黄连 3g。

5. 偏寒或身冷者，加炒吴茱萸 3g，春砂仁 9g（后下）。

6. 寒热互结者，加川黄连 5g，干姜 3g，肉桂 2g（后下）。

7. 单现水泻不止者，加炒山药 20g，车前子 10g（包煎）。

8. 吐泻剧烈而呈虚脱状（脱水）者，急用"生脉散"加味：人参 6g（另煎或党参 18g），麦冬 12g，五味子 9g，炒山药 25g，炒白芍 15g，石斛 10g，水煎频频饮服。

9. 初病上吐下泻而急者，速用针灸针刺尺泽穴，使之出血，或针灸"十宣"出血，其病则可转危为安。随后可服"解毒活血汤"：青连翘 9g，粉葛根 9g，北柴胡 9g，全当归 7g，大生地 13g，大赤芍 9g，炒桃仁 20g，南红花 10g，炒枳壳 6g，生甘草 5g。水煎服。本方在初患吐泻时，服之速效。但必须注意：若见上吐下泻，汗出如珠，肢冷如冰，舌干口燥，大渴饮冷，一时饮水数升，病情危重者，则应速服"急救回阳汤"。

方药：人参 9g（另煎或党参 25g），炮附子 18g（久煎），土白术 15g，干姜片 10g，炒桃仁 7g，南红花 6g，炙甘草 7g。水煎服。

应用此法，不可因患者大渴饮冷而不敢用，若用之，1 剂则可取效，但必须辨证明确，方无贻误。

慢 性 泄 泻

大便次数增多，溏稀而下，时轻时重，反复发作，经久不愈者，名"泄泻"或"腹泻"，现代医学称其为"慢性肠炎"。

根据病程、便次、兼证、脉象、舌质，舌苔，互参辨之。本病多虚，但虚中夹实者亦见。其病多在脾、肝、肾三脏。

1. 泄泻而腹不痛者，多为脾虚所致。

2. 泄泻而腹痛，泻而痛减者，多为食积肝郁所致。

3. 泄泻而顽谷不化者，多为脾胃虚寒所致。

4. 每逢天明前后,脐下作痛,肠鸣,大便溏泻 1 次,而日久不愈者,为脾肾虚寒所致,名曰"五更泻"。

【治则】宜用健脾渗湿,和胃助化,升清降浊,分利之法治之。

【方药】自拟"参术二苓汤"加减施治。

党参 10～15g,土白术 10g,炒苍术 10g,炒山药 20g,炒白芍 15g,陈皮丝 9g,白茯苓 12g,猪苓 12g,泽泻 10g,车前子 10g(包煎)。水煎服。

【随症加减】

1. 虚寒泻下,顽谷不化,脉紧者,加春砂仁 9g(后下),建神曲 10g。

2. 腹痛泻泄如水,脉微细者,加炒附子 6g(久煎),紫油桂 3g(后下)。

3. 腹痛泻下黏液,脉沉弦者,加广木香 9g,川黄连 3g。

4. 泻而无腹痛,里急后重明显者,加炒白芍 20g,土炒当归 15g。

附　五更泻

【方药】选"四神汤"加味施治。

人参 6g(另煎或党参 17g),土白术 13g,补骨脂 9g,炒吴茱萸 7g,五味子 9g,炒白芍 15g,紫油桂 5g(后下),炒附子 6g(久煎),川干姜 3g,炙甘草 5g,生姜 3 片,大枣 5 枚。水煎服。3 剂效,6 剂愈。

本病多属慢性疾患,愈后仍需巩固疗效,应继服"四神丸",早晚各服 1 丸,10 日后停药,永不复发。

痢　　疾

痢疾是以腹痛、里急后重、便下赤白黏液或脓血,日夜数次或十数次为主证的一种病证。经验证明,现发者,称为"新痢";长期不愈者,称为"久痢"。辨别其寒、热、虚、实之"因"的轻重,掌握"新痢宜泻,久痢宜益气导滞"的法则,进行组方配伍论治,则其效甚捷。

【方药】自拟"芍药化滞解毒汤"内服施治。

炒白芍 25g,全当归 20g,广木香 9g,生槟榔片 10g,川黄连 5g,炒枳壳 10g,紫油桂 2g(后下),焦山楂 10g,生甘草 5g。水煎服。

【随症加减】

1. 初起下痢,身发寒热者,加粉葛根 9g,荆芥 9g(后下)。

2. 初起下痢过频者,加生大黄 7～9g(后下)。

3. 后重严重者,加炒莱菔子 9g。

4. 如下血痢者，加白头翁 15g，炒黄柏 7g，生地榆 10g。

5. 久痢不愈者，将全当归和炒白芍的用量均加用至 30～50g。

6. 久痢气虚明显者，加人参 5g（另煎或党参 15g）。

7. 虚寒明显者，紫油桂可加用至 3～5g，再加春砂仁 7～9g（后下）。

8. 湿热盛者，川黄连可加用至 6g。

说明：

新痢病情严重者，其煎服法为每剂煎 2 次合一起，5 小时服 1 次，好转时改为早晚各服 1 次。

久痢，其煎服法为每剂煎 2 次合一起，早晚各服 1 次，待症状明显好转后，改为每日晨服 1 次，连服数日，以巩固疗效，至痢疾症状基本消失后，则可停药。

附

急性痢疾多为实热蕴结于肠胃所致，虽日痢数次，但乃痛而不通，治宜用"通因通用"之法，通泻则愈。先痢后转腹泻者，不治则愈；先腹泻而后转痢者，必须药治才能痊愈，所以，新痢宜泻。

久痢多为虚寒所致，虽有"久痢宜补"之说，但其虚乃因病致虚，虚中夹实，而实为其病。所以，仍宜利为主，通则正气复，不可补也。经验所得，治宜用益气导滞，和血理气之法，血和脓血愈，气调后重除，痢疾愈矣。

现代医学认为痢疾是夏秋季节常见的肠道传染病，做粪便检验可明确诊断，一般而言，其常见者有二。

一、细菌性痢疾

该病多具有流行性的特点。其症状表现为起病急，发热，腹部压痛，左下腹明显，大便次多，粪便量少，为黏液及脓血便，无特殊臭味。镜检有大量脓细胞，可见巨噬细胞；便培养见痢疾杆菌。急性中毒型菌痢可导致休克的发生。治疗宜用"芍药化滞解毒汤"加减施治。

二、阿米巴痢疾

该病多具有散发性的特点。其症状表现为低热或无热，起病较慢，右下腹痛，便次较少，粪便量多，有恶臭味，呈豆瓣酱样暗红色。该病可并发肝脓肿，出现发热，肝大及压痛等症状，并容易形成慢性痢疾。

中药治疗：全当归 20g，炒白芍 20g（病久而里急后严重者，归、芍用量应加大），广木香 9g，川黄连 5g，肉桂 5g（后下），焦槟榔片 10g，焦山楂 9g，炒枳壳 7g，车前子 9g（包煎），生甘草 5g，生姜 1 块。红糖少许为引，水煎服,连数剂,带病情明显好转后,改为隔日 1 剂,病愈药止。

单方:鸦胆子仁。每次用 7~10 粒,每粒用 1 个龙眼肉包,吞服,1 日 3 次,1 周为 1 个疗程,以观其效用药。基本好转后,仍需服药数日,以巩固疗效。患者病期长短均可服用。

便 血

大便下血,主要是患者的主诉症状,医者要询问血色是鲜是暗,是便前还是便后,大便是干还是稀,有无腹痛,里急后重之感等。确诊以便血为主后,才能从中找到出血病处和出血病因。《金匮要略》中将"先血后便"的现象,称为"近血",病位在肛门;"先便后血",称为"远血",病位多在小肠或胃部。便血往往与"痔漏"肛门生疣有关,各疾均须鉴别清楚。治疗各疾方面,余不分便血之远近,而是以病之新久,便之干稀,组方施治。

一、新患便干便血的论治

【验方】选"炙槐角汤"内服施治。

炙槐角 40g,槐子 20g,生大黄 9g(后下),川黄连 2g。水煎服。

二、新患便稀便血的论治

【验方】选"生山药饮"内服施治。

生山药 30g。炒白芍 20g,炒黄芩 6g,川黄连 3g,地榆炭 10g,荆芥炭 9g,血余炭 9g。水煎服。

三、久患便干便血的论治

【验方】选"当归饮"内服施治。

全当归 30g,炒白芍 15g,麦冬 10g,郁李仁 10g,地榆炭 10g,槐花炭 10g,干姜炭 1g,水煎服。

四、久患便稀便血的论治

【验方】选"芍药茯苓汤"内服施治。

炒白芍 20g,土白术 13g,炒山药 15g,白茯苓 12g,泽泻片 10g,车前子 10g(包煎),阿胶珠 9g,血余炭 10g,炙甘草 5g,紫油桂 1g(后下)。水煎服。

以上四方，新患便血者，1剂轻，2剂愈；久患便血者，3剂血减，6剂血止痊愈。

血　虚

血虚患者颜面、口唇、下眼睑内、肌肤、爪甲之色黄白，肢体疲惫，骨蒸潮热，五心发热，心悸，心烦，口干，纳呆，尿赤量少，大便干；舌质色淡，苔薄白或无苔，舌光，甚则出现"镜面舌"，脉象多微细或浮芤无力等。

其常见病因可分为内外两种，如血热妄行，络伤出血，瘀阻血溢；脾不统血，肝不藏血，心不生血，气虚不摄等均可引起出血过多。以证辨因，分别论治，乃为常规。

【治则】经验求本，其必属"虚"，血虚之证为标，气虚之因为本。因而，其论治大法，应以补气为主，"无形之气能生有形之血"，随其"因"加减施治，其效甚捷。

【方药】生黄芪30～60g，全当归10～20g，陈皮10g。水煎服。

【加减】

1.本方必加陈皮10g，因"补气必行气，以防气滞生满"之故也。

2.有血热者，加细生地15g，粉丹皮9g，地骨皮10g。

3.如有血热妄行，出血之证，上部出血，即有鼻衄齿衄者，加白茅根30～50g；下部出血，即大便下血者，加炒槐花10g，地榆炭10g，侧柏炭9g；如为妇女"崩漏"，血色黑而有块者，加生蒲黄10g（包煎），炒灵脂7g（包煎）；血色鲜红者，加茜草根9g，海螵蛸13g。

4.骨蒸潮热，五心发热者，加青蒿9g，炙鳖甲10g（先煎），地骨皮10g。

5.口干舌淡者，加麦冬10g，天花粉10g。

6.食欲欠佳者，加鸡内金9g，春砂仁7g（后下）。

7.大便干甚者，加火麻仁10g，郁李仁9g。

8.大便溏泻者，加炒山药20g，土白术15g，白茯苓12g。

吐　血

凡血液从口而出者，均称为吐血。但须详辨确诊其血之出处和出血原因。如伴随咳嗽，咯吐盈口，或痰中带有血丝者，则出血来自肺脏，称为咳血。如自觉出血来自喉头，不咳或稍咳即出脓性血痰者，称为咯血（支气管扩张)。如随呕吐出血，或伴有食物残渣，量多者，称为"呕血"，其出血来自胃中(上消化道出血)。

一、咳血

咳血为咳嗽出血，或痰中有小血块，或是血丝，鼻干口燥，脉象多浮数，苔白或干黄，为风热犯肺，损伤肺络所致(对久病咳血另论)。

【治则】宜用辛凉清肺之法。

【方药】霜桑叶 9g，炒杏仁 10g，炙桑白皮 9g，炙紫菀 10g，麦冬 10g，炙杷叶 9g，炒知母 9g，青竹茹 10g，生甘草 6g。水煎服。

【随症加减】

1. 身热者，加白前胡 9g，白茅根 25g。

2. 胸闷或痛者，加炒枳壳 10g，苦桔梗 9g，瓜蒌皮 9g。

3. 气虚明显者，加白人参 7g(另煎)，川贝母 9g，炙百合 10g。

二、咯血

咯血为慢性咳吐大量黏痰，反复咯血，亦可表现为平素咳嗽轻微，痰液不多，咳而易出，伴痰中带血丝。应详问既往有无感冒发热或过劳、情志内伤等病史；应详辨热、虚、实之不同性质。肺络损伤，肺阴虚损，清肃失司，血不循经，故致反复咯血。

【治则】宜用清肺养阴，化痰止血，调理肃降之法。

【方药】选"紫菀汤"加减施治。

炙紫菀 10g，炒杏仁 9g，炒知母 9g，川贝母 9g，白人参 7g(另煎或党参15g)，白茯苓 12g，粉丹皮 10g，生藕节 10g，生甘草 6g。水煎服。

【随症加减】

1. 有表热现象者，加霜桑叶 9g，白菊花 9g，薄荷叶 6g(后下)。

2. 咯血量多色红者，加白茅根 30g，阿胶珠 9g；咯血色紫黑或为小血块者，加汉三七 6g(后下)，分 2 次同煎剂冲服。

3. 食欲缺乏者，加山楂片 10g，炒枳壳 9g，青竹茹 10g。

三、呕血

呕血为吐出之血，鲜瘀相杂，或带食物残渣，胸胃憋痛，纳减难消，或大便干燥，或便带黑色。此为胃中积热所致。若日久者，则伤胃阴，出现食欲不佳，胃部灼热，口干舌燥，疲惫乏力等。

【治则】宜清胃导滞，或益气养胃，但不宜止涩。

【方药】清胃化痰自拟加减方。

生大黄 6～9g（后下），川黄连 2～4g，焦栀子 7g，炒枳实 9g，焦楂片 12g，醋香附 10g。水煎服。

【随症加减】

1. 呕血兼呃逆不止者，加代赭石 20g（先煎）。

2. 日久呕血，时轻时重，或有逆酸感者，加海螵蛸 12g，生牡蛎 25g（先煎）。

3. 阴虚者，去生大黄，加辽沙参 13g，生白芍 15g，麦冬 10g，金石斛 10g。

4. 气虚明显者，加党参 15g，土白术 13g，鸡内金 9g。

肺　　痨

实践证明，该病的辨证论治和某些疾患不同，必须对男女进行区别。因为男女生理各异，所以疾病的发生、发展及预后也不一样，尤其是未婚女子其病多发于心脾，可导致经闭而不来潮，是本病转变与预后的关键。《素问·阴阳别论》中说："二阳之病发心脾，有不得隐曲，女子不月，其传为风消，其传息贲者，死不治。"这是指女子遇有不愉快之事，或心里有难言之隐，终日忧愁不解时，则会损伤心脾的正常功能，导致气机郁滞，影响消化功能，致使饮食欠佳，形体日趋衰弱。如不早期诊治而迁延日久，患者便会像风消物一样地消瘦，所以名曰"风消"。随之则会出现发热骨蒸、盗汗、咳嗽、气短，面容憔悴等严重症状，所以又叫"息贲"。临床显见的女子月经初潮该来而不来，民间常说："女子到十八岁最怕月经不来"，中医为"干血痨"。若月经来后量少而闭经者，中医则称为"室女经闭"，此类经闭，经现代医检，多患有"肺结核"。那么，在辨证论治方面，是针对"经闭"还是治疗"肺结核"？无疑，中医没有专治"经闭"和"肺结核"的特效药，所以必须遵循辨证求因，论治其本的基本法则，根据患者的年龄、体质、发病日期长短、疾病变化情况，特别是要根据其在就诊时病变所在的部位进行整体分析，从而选方配伍，并不断随着因证的转化进行治疗，才能使患者逐渐恢复而痊愈。

一、检查

（一）体征检查

初期肺结核或深居肺内的病变，往往不易查到体征。

（二）实验室检查

1. 痰液检查痰液检查是确定诊断的重要方法。活动性肺结核，大多可在痰中找到结核菌，但需以多次检验为准。

2. 血液检查一般肺结核，血常规往往接近正常，在肺结核活动期"血沉"可增高，病情好转时又可复正常。

二、临床症状

本病男女基本相同，均表现为不同程度的潮热，盗汗，咳嗽胸闷或胸痛，或咳血，食欲缺乏，消瘦，疲惫乏力等，其要点有二。

1. 全身症状

全身不适，倦怠无力，盗汗或自汗，两颊潮红（颧红如妆）。发热，常有不规则的高热，或长期低热，或自觉骨蒸潮热。食欲减退，消化不良，体重逐渐日益减轻，颜面苍白。脉象弦数或细数或微细无力，心悸、气短，口舌干燥而不欲饮。

2. 肺部症状

咳嗽，初期患者咳嗽少，咳痰不多，咯血，常为痰中带血，有时则大吐血。胸痛，多为钝痛，时现时隐，不限于一定部位，或自觉憋闷。

三、辨证

肺痨病的诊断，主要是在脉证合参的基础上辨证求因所获得的。七情内伤，气虚血弱，"痨虫"侵袭于肺等主因，可逐渐耗损肺阴，导致阴虚火旺或气阴两虚，病久则可使脾肾亏耗，其脉若表现为虚细或沉细而微者，较易治；若表现为细数无力者，则较难医。如有条件，可结合现代医检，其有助于诊断病变之轻重，或进行中西医结合治疗。

病情分析：

进展期：病情呈现进展状态或有新病灶发生。

好转期：病灶已开始吸收。

稳定期：病灶无活动性变化。

硬结期：病灶经一年观察，无活动性变化，并转向钙化。

四、论治

在门诊接诊的患者，多数为已经确诊为"肺结核"而在使用抗结核药物治疗或为曾痊愈的慢性肺痨患者，脉证合参，男性多为肾阴亏虚所致，女性多为脾虚津乏所致。其论治经验分述如下。

（一）男性肺痨

多现低热，咳嗽，咯痰有血丝，胸部时而刺痛，纳呆，消瘦，乏力，动则汗出，脉微细略数，舌质淡红，苔光且干，所见病期大多在一年左右，而用抗结核药物时而好转，但未痊愈。此为肾阴亏虚，心阴偏盛，"火克金"而肺阴日耗，阳气内伤所致。

【治则】宜滋阴益气。

【方药】选"炙甘草汤"加减施治，久经验证，其效甚佳。

炙甘草 9g，红人参 6g（另煎），桂枝 6g，麦冬 10g，大麻仁 9g，生地 15g，大枣 6 枚。水加白酒 1 盅，共煎服。

炙甘草汤歌诀：

> 炙甘草汤参姜桂，麦冬生地大麻仁，
>
> 大枣阿胶加酒服，虚劳肺痿效如神。

此方见于仲景《伤寒论》，用以治疗伤寒病而见到脉结代（即间歇），心悸不安，也叫"复脉汤"。此方对阴虚肺燥，咳唾痰涎，带有血丝，咽干舌燥，气短，自汗，潮热，颊红的虚劳性肺痿具有良好的效果，所以，方歌有"虚劳肺痿效如神"。因炙甘草、人参可甘温益气，生地、麦冬、阿胶、滑石炒成珠同煎或溶化冲服可滋阴养血，麻仁甘润补血，故随症加减，可屡验屡效。

【随症加减】

1. 腹泻便溏，面目浮肿，喘息汗出甚者，去生地、麦冬、麻仁，加生黄芪 20g，炒山药 25g，莲子肉 15g。

2. 咳剧咯血，形体消瘦明显者，加冬虫夏草 9g（炖服），川贝母 9g，炙紫菀 10g。

3. 食欲缺乏者，加土白术 13g，炒白芍 15g，炒谷芽 15g。

4. 倾吐鲜血不止者，加服"十灰散"：小蓟、大蓟、荷叶、侧柏叶、茅根、茜草、大黄、栀子、棕榈皮，各等分，烧质存性，研为细末，用纸包好后放于地上，以大碗盖之，放 1 夜即可。每次服 10g，每日 2 次，以温开水或萝卜汤冲服（待吐血明显减少后则停服）。

（二）女性肺痨

多发于青少年女子，除观察其发热、汗出、咳嗽、面色、形体轻重外，还须识别其月经初潮、周期、血量多少或经闭日期长短及饮食情况，特别要细察其脉象。凡微细虚缓者，则易治；若表现为细数无力者，则难医。

【治则】论治求本，病发于肺，渐伤于脾，治疗应以益气健脾为主，脾健纳佳则土旺金生，"无形之气能生有形之血"，阴血生则可制阳越，二者相互调和，其症状则可自然消失，其月经亦不难来潮。

【方药】选《十药神书》中的"保真汤"加减施治。

生黄芪 15～25g，人参 7～10g（另煎或党参 15～20），土白术 15g，陈皮丝 7g，白茯苓 13g，全当归 10g，炒白芍 15g，炒远志 7g，五味子 7g，麦冬 10g，天冬 9g，玉竹参 9g，炙甘草 6g，大枣 5 枚，生姜 3 片。水煎服。

【随症加减】

应根据潮热、汗出、咳嗽、咯血，特别是饮食等情况加减，绝不可随经闭而加用通经药物。

1. 潮热（低热久而不退）者，加银柴胡 9g，青蒿 9g，地骨皮 10g，炙鳖甲 7g（先煎），炒知母 9g，选加 2～3 味。

2. 汗出明显者，加生龙骨 20g（先煎），生牡蛎 25g（先煎），桂枝 6～7g。

3. 咳嗽剧烈，病期短者，加炒杏仁 9g，炙桑白皮 7g，苦桔梗 9g；病久者，加川贝母 9g，炙百合 10g，白及 6g。

4. 咳嗽带血明显者，加炙紫菀 10g，阿胶珠 9g，或藕节炭 10g。

5. 食欲缺乏，偏寒性者，加砂仁 7～9g（后下）；偏热性者，加焦栀子 5g，或胡黄连 3g；一般情况，则加鸡内金 9g，炒谷芽 15g。

【验案举隅】

案一

李某，男，37 岁，店员。

病史：经医院确诊为"浸润型肺结核"，曾住院治疗 7 个多月，自觉症状减轻，但仍低热，体温一般在 37℃以上，仍有乏力，自汗，咳嗽，痰带血丝，食欲欠佳，大便干燥，脉细略数，苔白薄干，形体消瘦等症状。此为阴虚内耗所致，治宜用养阴益气之法。

方药：炙甘草 9g，人参 6g（另煎），生地 15g，麦冬 10g，阿胶 9g（烊化分 2 次服），炒白芍 15g，大麻仁 9g，桂枝 6g，川贝母 9g，炙紫菀 10g，炒谷芽 15g，大枣 7 枚，生姜 9g。水煎服，连 10 剂。

二诊：患者虽仍低热，但体温已减至 36.8℃，食欲增加，咳嗽血减，精神好转，效不更方，去人参改用党参 15g，复进 15 剂，诸症基本消失。再诊时则不断随症稍作加减，6 个月后，复查病灶无活动性变化，经一年观察，逐渐转向钙化。

案二

翟某，女，21 岁，学生。

病史：患者 16 岁时月经初潮，周期错后，量中质鲜，无痛经；19 岁时双亲先后逝世，悲伤之极，由此影响食欲，开始出现疲惫无力，身热骨蒸，汗出，咳嗽，月经周期延长，血量少而经闭等症状，始至某医院诊治。测得体温为 37.8℃，X 线检查见左肺上部有异常，诊断为"肺结核"。予以抗结核药治疗 1 个月，不见好转反而日益加重，复求中医诊治。

望其形体消瘦，面白颊红，苔白舌红，切脉微细略数无力。此为悲伤肺阴，脾阳受损，纳化失常，气血亏虚所致的痨瘵之疾。治则劳者温之，治疗重在补脾，用培土生金，补养全身之法治之。

方药：生炙黄芪各 10g，白党参 15g，土白术 15g，白茯苓 13g，全当归 10g，炒白芍 13g，麦冬 10g，银柴胡 9g，地骨皮 10g，炙甘草 6g，大枣 5 枚，生姜 3 片。水煎服，连 3 剂。

二诊：药后不显，但昨晨咳痰有血丝，故在原方基础上去银柴胡、全当归，加粉丹皮 9g，藕节炭 9g，炙紫菀 9g，连服 3 剂。

三诊：咳痰血丝明显减少，食欲稍增，其他同前，故在原方基础上去党参改用人参 7g（另煎），将麦冬用量加至 13g，以发挥"生脉"之效，连服 6 剂。

四诊：咳嗽减轻，痰涎量少，血丝消失，汗出已止，尚现微热（37.3℃），食欲仍欠佳，脉数减但仍微细，余认为此为脾虚未复，纳化不良所致，故在原方基础上将土白术用量加至 18g，加鸡内金 10g，炒谷芽 15g，连服 6 剂。

五诊：病情显著好转，进食尤为香甜，精神睡眠亦佳，但近几天大便干燥，故在原方基础上将土白术减至 13g，加全当归 12g，大麻仁 10g，以养血润燥，每日 1 剂。10 剂后诸症消失，脉象虚缓，患者除形体消瘦外，其他无明显所见。选"保真汤"加减，制成丸剂，以巩固疗效。

生黄芪 100g，人参 15g，土白术 30g，陈皮 15g，白茯苓 50g，全当归 60g，炒白芍 50g，炒远志 15g，五味子 15g，麦冬 20g，玉竹 20g，鸡内金 20g，冬虫夏草 18g，炙甘草 10g。共研细末，炼蜜为丸，每丸 10g 大，早晚各服 1 丸，空腹温开水送下。

40 天后复诊，察无所见，形体状如常人，但月经尚未来潮，因其脉证等均无异常，故嘱其停药以求自身恢复。1 月后来诊，自诉月经来潮，无痛经，量中等，色质正常，已达痊愈。

肺　　痈

肺痈多起病急剧，即突然出现畏寒发热（体温可达 39～40℃左右），咳嗽,吐黏液痰或黏液脓臭痰(似臭鸡蛋样),或咯血,胸痛,食欲减退,全身乏力,脉象多浮数。临证必与感冒等热病相鉴别。

一、诊断

对于本病的诊断,古有验痰法(《医学入门》),且《张氏医通》载有试验口味之法,也有助于诊断。余结合临证经验,总结如下:

嚼黄豆法:以生黄豆数粒令患者嚼之,不觉有豆腥气味者,为"肺痈";若觉有豆腥气味者,则不是。

验痰法:令患者吐痰于水内,痰沫浮于水上,黏稠部分沉于水下者,为"肺痈";或令患者将痰吐在地上,数分钟起泡沫者,为"肺痈",否则不是。

验舌法:翘舌时,若见舌下两侧青筋处有两粒黄豆大紫色颗粒,逐渐见大,同时两肋骨疼痛者,为"肺痈"。且为"肺痈"脓已成的表现(肺痈脓消痊愈时,舌下颗粒则消失)。此法甚验。

二、辨证

肺痈根据病情发展,一般可分为急、慢性两期。根据症状,则可分为"风热中于卫"——脓未成,及"热邪在于营"——脓已成,两个阶段。"风热中于卫"——脓未成阶段:恶寒,发热,汗出,口干,喘息,咳黏痰,脉浮数。"热邪在于营"——脓已成阶段:发热,咳嗽,胸痛,吐脓血而腥臭,脉滑数。

三、论治

(一)急性期

1.病在卫,脓未成病在卫,脓未成阶段的症状可表现为突然恶寒发热,咳黏痰,胸满微痛,脉浮数,苔薄白或微黄。

【治则】此为风热犯肺所致,其病尚浅。宜清热解毒。

【方药】自拟"银翘解毒汤"内服施治。

金银花25g,青连翘20g,生薏仁30g,冬瓜仁13g,炙桑白皮9g,酒黄芩7g,苦桔梗9g,浙贝母9g,芦根30g,生甘草6g。水煎服。

每剂煎2次合一起,分2次服,5小时服1次,连服2~3日,症状减轻后则可改为每日早晚各服1次。一般可痊愈。

2.病在营,脓已成多为初期失治"热转于营",表现为发热不减,咳嗽频作,胸部刺痛,咳吐脓血而腥臭,脉滑数(初化脓按之有力,脓成后多为浮数无力），苔黄白干。

【治则】此为风热蕴结于肺，毒化成痈所致。宜用解毒排脓之法治之。

【方药】选"苇茎汤"加味施治。

芦根 50g（鲜者用 30g 尤佳），生薏苡仁 30g，冬瓜仁 15g，炒桃仁 9g，粉丹皮 10g，败酱草 13g，蒲公英 15g，炒枳壳 9g，苦桔梗 9g，生甘草 6g。水煎服。

体质虚弱者，必加生黄芪 25～35g。

（二）慢性期

本病经治，诸症不显，日久不愈者，可转变为慢性，表现为轻度咳嗽，时吐少量脓痰，或反复咳血，或有不规则的发热，出汗，颜面黄白，形体消瘦，乏力，纳差，其脉多为浮数无力或微细，舌质淡红，少津，苔薄黄或薄白而干。

【治则】此为气弱阴虚。宜补气养阴，清热排脓。

【方药】选"益气排脓汤"内服施治。

生黄芪 20～30g，白人参 7g（另煎），全当归 9g，生薏苡仁 30g，生白芍 13g，麦冬 10g，川贝母 9g，辽沙参 12g，苦桔梗 7g，白及 7g，生甘草 6g。水煎服。

本方宜连服，其症减则药量亦减。诸症消失后，仍需改为隔日 1 剂，以助正气渐复而愈。

咳　嗽

咳嗽缠绵难愈，临床常见，多为初病失治，迁延日久所致，医者诊治不可认为一般。

本病有的是由某种原因引起偶发或间隔单咳，患者不以为意；有的因外感发病，患者认为此属小疾，不需医治，迁延日久，转为慢性之咳，时逢气候变化，则嗽声连连，再遇感冒又成重患，如此反复，诊治亦较不易。其与现代医学所称的"支气管炎"类似。

临床常见咳嗽，喉痒，胸闷，咳痰或干咳无痰。急性者可伴有发热畏寒，鼻塞流涕，全身不适等；慢性者则时轻时重，好而又犯，遇寒或气候变化时，则咳嗽加剧。若再逢外感与旧咳相连，其症状与急性者相同，但其各因各异，须要详辨。

辨证：从证辨因，须四诊互参。经验证明，以患者现发或久咳之病期的长短以及就诊时的主症为依据,分辨寒、热、虚、实及其相互夹杂之因。

现发者多为外感,须首辨风寒与风热。风寒为寒邪袭肺,皮毛闭塞,肺气不宣所致;风热为肺经蕴热,热而招风,肺气不利所致,二者病因虽不同,但均属实证。具体须因人、因时而异,在鉴别风寒、风热病因时,要详辨其源有无内伤病史,主要分二因:一是平素悲伤肺气,肌表不密,外邪乘虚而入引起;二是日常嗜食辛腻,肺气蕴热,"无热不招风",相应成疾。从而辨清寒热虚实夹杂之因。

慢性者多为内伤所致,久咳,轻重交替,肺气虚损是其根源,辨证须区分虚寒、虚热之因。如又感风寒风热,必察其血盛衰,主症主因。临证须以外感、内伤、内伤并外感之不同,予以论治。

一、外感咳嗽

(一)外感风寒

初患多有鼻塞流涕,发热恶寒,咳嗽喉痒,或声音嘶哑,痰液清稀,舌苔薄白,脉浮或浮紧。此为外感风寒,邪袭于肺,外束皮毛,肌表闭塞,内阻气道,肺气不宣所致。

【治则】宜辛温散寒,宣肺解表。

【方药】自拟"苏杏宣肺汤"内服施治。

紫苏叶 9g,炒杏仁 10g,牛蒡子 9g,陈皮丝 9g,前胡 9g,姜半夏 9g,炒枳壳 10g,苦桔梗 9g,生甘草 6g,鲜姜 3 片。水煎服。

【随症加减】

1.气虚者,加党参 15g,炒远志 9g。

2.胃满纳减者,加厚朴 10g,姜半夏 9g。

3.兼喘息者,加生麻黄 7g,桂枝尖 6g。

4.自汗出者,加炒白芍 15g,五味子 7g。

(二)外感风热

初患多身热稍有畏寒,鼻干,尤以鼻呼气热和夜卧咳剧为主,脉浮数或滑数,舌苔白薄稍干;数日不愈者,则痰黄且黏,口咽干燥。此为肺热招风,呼吸不利,热蕴于内所致,故鼻呼发热,卧则咳剧。

【治则】宜甘寒清肺。

【方药】选"桑菊饮"加减施治。

霜桑叶 9g,炒杏仁 10g,前胡 9g,芦根 15g,炙桑白皮 9g,炒枳壳 10g,

苦桔梗 9g, 生甘草 6g, 鲜姜 2 片。水煎服。

【随症加减】

1. 发热口渴者, 加麦冬 10g, 炒知母 10g。

2. 咳嗽频作不止者, 加炙枇杷叶 10g, 辽沙参 12g。

3. 咳作头痛者, 加白菊花 9g, 薄荷叶 9g（后下）。

二、风热咳嗽

风热咳嗽其发热症状与风热外感相同, 不同的是风热咳嗽还有气急, 鼻煽, 或胸痛等表现。肺卫不固, 风温之邪从卫表口鼻犯肺, 热郁于肺, 炼液成痰。若气分之邪不解, 可以发生热入心营和正虚邪蕴于内的病变。如不及时治疗, 则危矣。望其舌质红, 苔多黄干, 切脉多弦数或滑数。

【治则】论治大法, 宜率凉甘寒清肺, 但用率温并寒, 疗效甚佳。

【处方】选"麻杏石甘汤"加味施治。

生麻黄 7～9g, 炒杏仁 10g, 生石膏 18～25～30g（先煎）, 炙桑白皮 9g, 川黄连 2～3～5g, 炒枳壳 10g, 苦桔梗 9g, 生甘草 6g, 生姜 3 片。水煎服（此方主药分小、中、大三类）。

服法：病情较重者, 每剂煎 2 次合一起, 早午晚各服 1 次（5 小时 1 次）。2～3 岁小儿, 每剂煎 2 次合一起, 日服 3 次, 每次服 10ml; 5～7 岁小儿, 每次服 15ml。

【随症加减】

1. 初病 3～5 日, 川黄连用 2g; 如见肺热壅盛（体温在 40℃左右）, 发热不退者, 川黄连用 5g, 生石膏用 30g（先煎）。

2. 痰多者, 加姜半夏 9g, 竹沥汁 10g（冲服）, 瓜蒌仁 9g。

3. 汗多者, 加生白芍 15g。

4. 体弱气虚者, 加白人参 7g（另煎）。

注意：小儿高热, 咳嗽不止, 而肚腹胀, 心口窝部（胸骨剑突下正中凹陷处）内吸者, 属于危候。

三、内伤咳嗽

内伤咳嗽是咳嗽时轻时重, 咯痰色白泡沫, 气候变化则加重。久悲或过劳伤肺, 或感冒失治, 内伤肺气, 缠绵成疾, 久而不愈, 则会导致内伤咳嗽。如再遇外感, 咳逆频作, 长期则会导致全身乏力, 食欲缺乏等。

【治则】宜益气理肺化痰。

【方药】选"小青龙汤"或"参苏理肺汤"加减施治。

生麻黄 7g,炒白芍 13g,炒杏仁 9g,干姜片 3 片,白党参 15g,白茯苓 10g,姜半夏 9g,桂枝 7g,细辛 3g,五味子 7g,生甘草 6g。水煎服。

【随症加减】

1. 平素有内热口干者,加生石膏 12g(先煎);如并发感冒,出现发热明显者,生石膏应重用至 16～18g(先煎),加炙桑白皮 9g。

2. 胸满咳剧者,加炒枳壳 10g,苦桔梗 9g。

3. 胃憋且食欲缺乏者,加厚朴 10g。

4. 口干明显者,加麦冬 10g,炒知母 9g。

哮　喘

哮喘,临证所见,有突发急喘者,治则易痊;有慢性久喘者,其治难愈,故有"内科不治喘"之说。相当于现代医学所称的"支气管哮喘""肺气肿""肺心病"等。本病夏轻冬重,并与气候变化有关,缠绵发作,因人、因时不同,病变不一,主症各异。

本病以呼吸急促,鼻煽,甚则张口抬肩,喉间水痰鸣声不断,或额出冷汗,唇指紫暗,平卧困难为主要表现。其轻者时好时犯,平时静坐似痊,稍动则气短,往往困倦乏力,苦闷难言。

一、辨证

一询遗传,二察自身。哮喘多由外感风寒或长期过劳而患,情志因素,亦不可排外。这些病因均可导致肺气不宣,气道不利,痰气交阻,从而引起呼吸困难的表现。久病不已,寒痰伤阳,热痰伤阴,久则使肺、脾、肾三脏皆虚,且多为本虚标实之证。

二、论治法则

急性哮喘,不论寒与热,皆宜用辛温加甘寒之法,以宣肺理气化痰为主。慢性哮喘则应以益气宣肺为主,并注意兼证兼治。但其施治方药,既不可太过,亦不可不及,其总则是散中有收,敛而勿塞,证因则减,如求其痊。此外,"冬病夏治"亦是根除本病之源的主要方式之一。

(一)急性哮喘

急性哮喘者既往身健,突发哮喘,鼻塞流涕,发热 ,胸满咽干,脉浮兼紧,苔白薄润。

【治则】此为风寒袭肺,气滞不宣所致,治宜用辛温散寒之法。

【验方】选"麻杏紫苏汤"加减施治。

生麻黄 7～9g,炒杏仁 10g,紫苏叶 9g,炒枳壳 9g,苦桔梗 9g,牛蒡子 9g,白前胡 9g,生甘草 6g,鲜姜 3 片。水煎服。

【随症加减】

1. 恶寒较重者,加桂枝 7g,辽细辛 3g。

2. 热象明显者,加生石膏 15～20g(先煎)。

3. 日久化热者,加川黄连 2～3g。

4. 痰热壅盛者,加炙桑白皮 9g,姜半夏 9g。

(二)慢性哮喘

慢性哮喘病发日久,时轻时重,动则气短,咳喘并作,或夜不能平卧,痰多而稀,脉微无力,舌淡苔薄。

【治则】此为肺气虚损,升降失常所致,治宜用益气温肺平喘之法。

【验方】选"参麻桂苓汤"加减施治。

红人参 7g(另煎或用党参 16g),炙麻黄 7g。嫩桂枝 6g,白茯苓 12g,炒白芍 13g,五味子 9g,炒远志 9g,炙紫菀 9g,炙冬花 9g,川贝母 9g,炙甘草 5g,干姜 2 片。水煎服。

【随症加减】

1. 兼外感者,加炒杏仁 10g,苦桔梗 9g。

2. 胃满纳减者,加姜厚朴 9g,姜半夏 9g。

3. 口干明显者,加生石膏 15g(先煎),麦冬 10g。

4. 妇女哮喘,加当归 10g,川芎 6g。

5. 现阳虚额冷,自汗,尤以黎明汗出者,则改用"补中益气汤"中剂量服之。

6. 现阴虚潮热,口咽干燥,脉虚细略滑数者,则用"六味地黄汤",其量要用"地八山山四,苓丹泽泻三",加炒白芍 15g,五味子 9g,怀牛膝 10g,连服。

附 冬病夏治法

凡慢性哮喘,反复发作,久治不愈者,采用本法,经验证明,效果最佳。

治法:在夏三月间,即从"立夏"至"大暑"之间,用"夹脊姜灸法"治疗,在患者的背部大椎及脊椎两侧的肺俞、厥阴俞、心俞穴位上,先用梅花针叩打,然后将切成薄片的生姜摊在以上几个穴位处,再用艾重烤,每周 1～2

次,病轻者2～4周,严重者4～8周,至来年病情明显减轻,有的则痊愈。

悬　饮

悬饮又名"癖饮",临床常见。急性者,属于"风寒";慢性者,属于"留饮""支饮"等范畴。与现代医学所称的"胸膜炎""结核性胸膜炎""渗出性胸膜炎"以及"干性胸膜炎"类似。

急性初发者,表现为发热恶寒或寒热往来,胸胁疼痛,口苦咽干,咳嗽干呕,脉象弦数,舌苔薄白或黄干,甚则胸部一侧或两侧胀闷憋痛,咳嗽气短喘息,不能平卧,转侧或呼吸则隐痛加剧,治不及时则易转为慢性。

慢性者,以时发低热,汗出,胸胁憋痛,频咳,呼吸不利,咳痰,纳呆,消瘦,颧红。午后潮热,或五心烦热,脉滑或弦而略数,舌质淡红或无苔等为主要表现。

一、辨证

急性者,其邪多在半表半里,少阳伏邪未解,日久入里化热,气机郁结,继则伤阴。

二、论治

经验之得,需咎患者之既往,鉴别病变,轻重转化,脉证合参,分初发、悬饮、郁结、阴伤四型,各为主方,随症加减施治。

（一）初发型

症见发热恶寒,或寒热往来,胸胁疼痛,口苦咽干,默不欲食,咳嗽干呕,脉弦略数,舌苔薄白等。

【治则】此为表邪未解,转入半表半里,病在少阳之故。宜用和解疏利,祛邪化饮之法治之。

【方药】选"小柴胡汤"加味施治。

北柴胡9g,酒黄芩6g,姜半夏9g,党参15g,云苓12g,炒枳实9g,全瓜蒌15g,炒郁金9g,葶苈子7g(包煎),炙桑白皮9g,生甘草5g,生姜3片。水煎服。

【随症加减】

1.大便干燥者,加生大黄7～9g(后下),便通即减。

2.食欲缺乏者,加焦栀子6g,焦山楂10g。

3. 大便溏稀者，加炒白芍 15g，粉葛根 9g，猪苓片 10g。

（二）悬饮型

症见胸胀闷痛，咳嗽喘息，甚则不能平卧，转侧与呼吸牵引痛剧，脉弦数或滑数，舌苔薄白腻。

【治则】此为肺气不宣，不能布散水液所致，故而形成积饮。治宜用逐水祛饮之法治之。

【方药】选"十枣汤（散）"加减施治。

甘遂、大戟、芫花，各等分研细末，加大枣 10 个，煎汤冲服。用量视其病情轻重，体质强弱而定。一般每次用 1～2g，早午晚各服 1 次，病减药止。

（三）热郁型

症见胸闷灼热刺痛，胁痛，咳吐黏痰，口干舌燥，纳呆，便干，尿赤，舌质暗红，苔白或薄黄且干，脉弦数。

【治则】此为气机郁结，肺络蕴热所致，宜用理气利肺通络之法治之。

【方药】选"柴胡陷胸汤"加减施治。

醋柴胡 9g，炒枳实 10g，全瓜蒌 18g，橘络 9g，姜半夏 9g，川黄连 5g，炒郁金 9g，川贝母 9g，苦桔梗 9g，炒黄芩 6g，生姜片 9g，水煎服。

【随症加减】

1. 咳痰多者，加炙桑白皮 9g，炒杏仁 10g。

2. 食欲欠佳者，加焦山楂 10g，姜厚朴 9g。

3. 大便干燥明显者，加生大黄 6～9g（后下）或炒知母 10g，麦冬 10g。

4. 尿赤不利者，加细木通 6g，猪苓片 15g。

（四）阴伤型

其症状表现为胸胁憋痛，呼吸不利，干咳少痰，口咽干燥，午后潮热，面白颧红，自汗盗汗，五心烦热，食欲欠佳，消瘦乏力，脉多弦数无力，舌质暗红，苔黄白且干，或无苔。此为病久伤阴，津乏生热所致。

【治则】宜用养阴生津，益气化热之法治之。

【方药】自拟"养阴化热饮"内服施治。

辽沙参 15g，白人参 7g（另煎），麦冬 12g，玉竹参 13g，橘络 7g，天花粉 10g，炒知母 10g，粉丹皮 9g，生白芍 15g，水煎服。

【随症加减】

1. 潮热明显者，加银柴胡 9g，青蒿 9g（后下），地骨皮 10g。

2. 汗出较多者，加生牡蛎 25g（先煎），生龙骨 23g（先煎）。

3. 口咽干燥而欲饮者，加细生地 10～15g。

4. 饮食欠佳者,加生内金 9g,炒谷芽 13g。

胸　痹

胸痹是指胸部憋痛、胀痛、闷痛。实践验证,胸痹甚者其症状可表现为呼吸短促,咳痰,吐血,亦可表现为气短、自汗、乏力。胸痹病因有二:一是劳役或举重过度,俗称"努伤",以致肺气阻滞,痰浊内结,或血瘀成疾,此为"实证";二是久悲伤肺,胸阳不振,肺气失宣所致之"虚证"。辨证确切,论治则效。

一、实证

患者身体素壮,因过劳而患此证,其症状可表现为胸部作痛,咳而不畅,甚则咯血。望其苔白薄,切脉沉滑略数。

【治则】宜用开胸利气化痰之法。

【验方】自拟"瓜蒌橘络汤"加减施治。

全瓜蒌 15~20g,干橘络 10g,薤白 9g,炒枳壳 10g,苦桔梗 9g,姜半夏 9g,广木香 9g,紫苏梗 9g,制香附 10g,生姜 3 片。水煎服。

【随症加减】

1. 胸痛牵引胁痛者,加白芥子 9g。

2. 胸部钝痛而有定处者,为气滞血瘀所致,加乳香 6g,没药 6g,延胡索 6g。

3. 咯血色呈紫黑者,加炒桃仁 9g,汉三七末 6g(分 2 次冲服)。

4. 吐鲜血者,加白茅根 30g。

5. 胸痛胃胀,纳呆者,加焦山楂 10g。

二、虚证

患者素体较弱,因久劳成疾,表现为胸部空痛或闷痛,呼吸不畅,少气无力,精神萎靡,口干不欲饮,舌淡无苔,脉象缓而无力。此为久劳伤脾,土不生金,胸阳不振之故。

【治则】常用益气健脾升阳之法。

【验方】选"补中益气汤"化裁施治。

生黄芪、炙黄芪各 10g,白党参 16g,土白术 14g,全当归 10g,白茯苓 13g,炒白芍 13g,陈皮丝 9g,炙柴胡 5g,炙升麻 4g,炙甘草 5g,生姜 3 片,大枣 5 枚。水煎服。

本方一般不需加减，病期短者，2 剂轻，4 剂愈；病期长者，服 6～8 剂后，胸痛可明显好转，继服"补中益气丸"早晚各服 1 丸，15 天左右胸痛消失，精神康复，屡验屡效。随访多例，皆告痊愈。

腹　　痛

腹痛多为患者就诊主诉的自觉症状，不论急性或慢性，医者必须腹部按诊，仔细寻其痛位，明确脏腑。如为"急腹症"或"虫证"则另论。脉证互参，辨其寒、热、虚、实之属性，予以立法论治。

一、寒实腹痛

表现为腹部绞痛或刺痛，腹诊拒按，时轻时重，大便结滞不通，脉象弦紧有力，苔多白厚。此为饮食生冷，脏腑寒结凝滞不通所致，"不通则痛"。

【治则】宜用温通之法。

【方药】选"大黄附子细辛汤"内服施治，其效甚捷。

生大黄 7～9g，炮附子 6～8g，辽细辛 3g。水煎服，1 剂便通则愈。

二、虚寒腹痛

表现为腹部隐隐作痛，腹诊绵软，喜按，时痛时止，日久不痊，其他无所见。望其舌苔淡薄，切脉多沉细无力。此为肺腑阳虚，寒邪蕴结所致。

【治则】宜用益气温中之法。

【方药】选"参术理中汤"内服施治。

党参 15g，苍白术各 7g，炒白芍 15g，炮附子 6g（久煎），紫油桂 5g（后下），干姜 3 片，砂仁 7g（后下）。水煎服。2～3 剂痛止。

三、热郁腹痛

表现为腹部钝痛，且有灼热感，腹部按诊多有雷鸣音，夜间痛重，脉多沉弦略数，苔白或微黄。此属脏腑蕴热，阻碍气行之故。

【治则】宜用清热导滞之法。

【方药】自拟"芍药连栀汤"内服施治。

生白芍 16g，川黄连 4g，焦栀子 6g，炒枳实 9g，生榔片 10g，细木通

9g,生甘草3g,生姜3片。水煎服。1～2剂痊愈。

四、血瘀腹痛

表现为腹部脐周作痛,痛而不移,重压痛甚。望其舌质暗或有瘀点或紫小片,切脉沉弦或紧。此为气血凝瘀,日久结聚所致。

【治则】宜用行气活血之法。

【方药】选"活血散瘀汤"内服施治。

全当归7～10g,川芎片6～9g,大赤芍6～9g,炒桃仁6～9g,南红花6～9g,炒灵脂6g(包煎),制香附9g,醋柴胡9g,紫丹参9g,生甘草5g。水煎服。

初宜小剂量,随用中剂量,收效再用小剂量,不可急于求功,缓治则愈。

一般10～15剂后,患者症状可明显减轻,但仍须隔日1剂,痛止药停,方为痊愈。

胁　　痛

胁痛是一种以一侧或两侧胁肋部疼痛为主要表现的病证。临床表现尤以右胁疼痛者为多见,甚则有剧痛难忍,恶心呕吐等。此为肝胆之病也。肝居胁下,其经脉布于两胁,肝与胆相表里,肝气郁结,或久化湿热,蕴结成疾,故发肝胆病,导致胁肋作痛。

胁痛多为肝气不舒所致,如表现为阵发性刺痛或刀割样痛者,为肝气郁结所致;如表现为持续性钝痛者,为湿热蕴结所致;如表现为身现寒热往来,口苦咽干者,为肝胆热郁所致;如表现为平素隐痛,时发剧痛而作呕吐者,则为湿邪积聚所致。胁痛之证,须辨其有无胁部肌肉痛、胸肌痛、胁骨痛等,还需触按其肝是否有肿大及压痛等,从而根据因证不同,予以论治。

【治则】宜用疏肝解郁之法。根据病程轻重、体质强弱及其兼证多少,组方配伍,随症加减治之。

【方药】自拟"疏肝解郁汤",随症化裁施治。

醋柴胡9g,炒郁金7～9g,醋青皮9g,制香附10g,广木香9g,姜半夏9g,白茯苓13g,生牡蛎25g(先煎),粉甘草5g。水煎服。

【随症加减】

1.阵发性刺痛或如刀割样痛者,加大赤芍9g。

2. 持续钝痛者,加焦栀子 7～9g,粉丹皮 10g。

3. 寒热往来,口苦咽干者,加炒黄芩 7g,生栀子 7～9g。

4. 平素隐痛,时发剧痛而恶心呕吐者,加金钱草 20～30g,炒枳实 10g,焦山楂 10g,代赭石 15g(先煎)。

5. 肿大者另论。

胁痛之证,实郁者多,且以气滞为主。因而常用疏肝解郁之法施治,往往捷效。但肝虚者亦有之,一般以扶正解郁之法治之,可在上方基础上可加党参 15～20g,全当归 10g,麦冬 10g,细生地 15g,但禁用温燥之药补之。肝虚宜养,惯以"六味地黄汤"加减,以"滋水涵木",柔养肝脏之虚,胁痛则愈。

胁痛,凡久而不愈者,经现代医检,一般可诊断为"慢性肝炎""胆囊炎""胆结石"等疾病。宜用疏肝解郁,清热散结之剂,组方配伍,实践验证,其效甚佳。

胃 脘 痛

胃脘痛主要表现为慢性胃部疼痛,时轻时重,经久不愈,常伴有恶心,嗳气,呃逆,反酸,食欲缺乏,大便失调等。多由患者主诉,诊断明确,但论治必须辨其寒、热、虚、实。病程短者,不难治愈;病程长者,治则缓解,往往不易根除。经验证明,治疗需要医患合作,除医生进行辨证论治外,还需要患者自身的饮食调护。另外切忌"七情"所伤,经久调养,指日可复。

根据病史,患者所发之证,多因饮食失调所引起,由悲思多怒诱发胃痛者亦较多见,"肝郁犯胃"以致久治不愈。

胃脘痛证,其病因虽为饮食所伤或七情内伤久而致虚所致,但治之不可补。寒者治宜温,热乃由虚寒而化生,所以消导不宜过,过则伤也。由此可知,其病在胃,其治应在肝,治标着本;其本在肝之郁,即"木克土"也。所以,疏肝则效,何也?"健脾必疏肝""肝疏脾则健"。因而,胃病治胃,余不为之。

胃脘痛证,凡日久不愈者,经医院检查,多诊断为"胃、十二指肠壶腹部溃疡"。其痛特点为有压迫感,钝痛,膨胀感,锥痛,灼痛,时发剧痛,但有规律性和局限性。

胃溃疡、十二指肠溃疡的鉴别诊断经验:

胃溃疡之痛，往往发生在食后半小时至两小时，可自行消失。疼痛的规律为进食—疼痛—舒适。压痛点在上腹部正中剑突下稍偏左的位置。

十二指肠溃疡，多在壶腹部，其痛往往发生在在食后 2～4 小时，一直持续至下次进食后才能缓解。疼痛的规律为进食—舒适—疼痛。压痛点在上腹部正中剑突下稍偏右的位置。

胃脘痛经现代医检后，常诊断为"慢性胃炎""胃窦炎""胃黏膜病变""萎缩性胃炎"等。在治疗方面，中医必须辨证求因，根据不同病因进行论治，可通过治胃、治肝、治肾，以求其本，万不可以其"病名"组方用药治疗，否则，不仅会失去中医学的特色，而且会导致疗效不佳。

【治则】经验所得，论治法则，常以疏肝为主，和胃为辅，往往疗效甚佳。

【方药】自拟"柴平汤"加减施治。

醋柴胡 9g，炒郁金 7g，炒枳实 9g，姜厚朴 10g，广木香 9g，陈皮丝 9g，白茯苓 13g，姜半夏 9g，紫苏梗 9g，生姜 3 片。水煎服。

【随症加减】

1. 寒证明显，脉象弦紧，舌苔白薄者，加炒吴茱萸 5g，春砂仁 9g（后下）。

2. 热证明显，脉弦而略数，苔薄微黄且干者，加焦栀子 6～9g，川黄连 2～4g。

3. 虚证明显，脉象微细无力，舌质淡红而无苔者，加生黄芪 15～20g，党参 13～18g。

4. 实证隐痛不休，胃胀呃逆，脉象沉弦，苔厚腻，大便干者，加生大黄 6～9g（后下），生槟榔 10g。

5. 反酸明显者，加海螵蛸 13g，生牡蛎 25g（先煎）。

6. 胃部动悸，不时上冲者，加白茯苓 15g，嫩桂枝 7～9g。

7. 大便稀，每日 2～3 次者，加炒苍术 10～15g，建神曲 10g，车前子 10g（包煎）。

8. 口咽干燥者，加麦冬 10g，青竹茹 10g。

9. 食欲欠佳者，加焦三仙 30g，鸡内金 10g。

附　胃脘痛外治法

胃脘痛，其病在内，往往因寒所致。遇寒胃痛加重，得暖则痛减。所以，此类胃脘痛在临证实践中，常自拟中药"护胃兜"方，嘱患者自做，戴在胃部,以借药性气味,通过皮肤,熏蒸胃络,加强纳化之力,使之温热,热则气行,行则通,通则不痛,久之不但不痛,且能痊愈。

方药:炒苍术15g,姜厚朴13g,广木香9g,春砂仁9g(后下),炒吴茱萸5g,白茯苓13g,嫩桂枝9g,高良姜5g,干姜3g,半夏10g,党参15g。

制作法:将上述药研为细末,剪裁一块与胃部大小一致的布,内装一层薄棉花(即民间常见的兜子样式)再将药末撒在棉花之上,轻轻拍打,待药渗入棉花中再用线横竖缝引即可。经常戴在胃部。

臌　　胀

臌胀以腹部胀大如鼓,面颈和四肢清瘦如柴为主,亦称"单腹胀",可分为气臌、水臌、血臌、虫臌4种类型。与现代医学所称的"肝硬化"近似。但亦有轻重之别。

一、临床表现

临证可分为早期和晚期两种:

早期,患者以上腹和胁肋疼痛,食欲减退,恶心,腹胀,腹泻,精神萎靡,全身乏力,脉多沉弦,舌质暗红,苔薄白等为主要表现。

晚期,患者以腹部胀大如鼓,肌肉消瘦,疲惫,两足浮肿,大便失调,小便赤少,稍食则腹部胀甚为主要表现,严重时可见鼻出血,齿出血,便血,甚则昏迷等。

望其面色青黑,并有红丝,颈胸部出现暗红色"蜘蛛痣"以及"肝掌",即有手掌发红,腹皮光亮,青筋显露,脐凸,足肿等表现。触按肝脏肿而质硬,晚期反见肝脏缩小,脾大,切脉浮虚无力或沉细而弱。

二、辨证

本病多因久怒伤肝,过食辛辣,湿热气郁,损伤脾胃,中焦停饮,气水血相结所致,故而成疾,确属疑难疾病,且为"本虚标实"之证。

三、论治

(一)早期

【治则】标实为主者,治宜用疏肝理气,运脾行水之法。

【验方】自拟"柴胡白术茯苓汤"加减施治。

醋柴胡 9g,炒郁金 7g,广木香 9g,醋青皮 7g,土白术 10g,白茯苓 15g,炒白芍 15g,炙鳖甲 9g(先煎),生牡蛎 25g(先煎),炙党参 15g,春砂仁 7g(后下),炒麦芽 13g,生姜 3 片。水煎服。

【随症加减】

1. 腹水明显者,加大腹皮 10g,猪苓块 15g,泽泻片 10g。

2. 腹胀甚者,加莱菔子 9g。

3. 大便秘结者,加炒二丑 9g。

（二）晚期

【治则】本虚为主者,治宜用温补脾肾或滋养肝肾之法;如为虚实夹杂者,必须攻补兼施。

【验方】

第一方:选"补脾渗湿汤"治疗以虚为主者。

人参 9g(另煎或党参 20~30g),土白术 30g,白茯苓 50g,大腹皮 15g,姜厚朴 13g,春砂仁 9g(后下),荜澄茄 9g,泽泻片 13g,车前子 15g(包煎),桂皮 6g(或桂枝 9g),生姜 1 大块。水煎服。

第二方:"逐水汤"。

广木香 9g,姜厚朴 10g,炒枳壳 10g,醋青皮 7g,赤茯苓 15g,大腹皮 15g,炒二丑 7g,大戟、甘遂,按下列说明煎服。

煎服说明:

第一剂:大戟、甘遂各 3g。

第二剂:大戟、甘遂各 5g。

第三剂:大戟、甘遂各 7g。

虚证服第一方,实证服第二方,虚实夹杂者,先服第一方 2~3 剂,随服第二方 2~3 剂,交替服用,以观其效。也就是先补后攻,攻后再补,待腹水明显消退时,则多补少攻,或停攻而慢慢补之。如接近痊愈时,则用下面第三方。

第三方:"济生肾气汤"。

制熟地 25g(砂仁 9g 拌),净山茱萸 13g,炒山药 13g,白茯苓 10g,粉丹皮 9g,泽泻片 9g,炮附子 6g(久煎),紫油桂 5g(后下)(或桂枝 7g),怀牛膝 10g,车前子 10g(布包)。水煎服。3~5 个月之后,将本方剂量加数,共研细末,炼蜜为丸,每丸 10g 大,初服时,每早午晚各服 1 丸,2~3 个月后,每早晚各服 1 丸。需服 2 年左右,至痊愈为止。

经验证明：臌胀（肝硬化），早期患者多实，及时诊治者，不难痊愈；晚期则多为虚证，虽有夹实者，但治则宜多补少攻。本证属疑难杂症，预后多不良。治得其法，尚须坚持治疗，否则，实难愈也。余多经实践验证，拟用以上法则和方药，灵活运用，医患合作，治愈者多矣。

郁　　证

郁证，妇女较男子为多，此属一病多证之候，时轻时重，患者求诊时说："经医院详检，未见异常，诊断为'神经官能症'"。患者自觉有头晕目眩，全身无力，胸闷叹息，胁胀喘气，实热交作，心悸惊恐，烦躁易怒，多疑善虑，健忘失眠，脐上动冲，纳呆化差，口咽干燥，大便干或秘或溏，小便少等。不同患者有不同表现，同一患者在不同阶段其症状也不一样，往往久而难愈。

郁证的发生，主要是由七情内伤，即喜、怒、忧、思、悲、恐、惊所致。人皆有七情，在正常情况下，彼生此克，相互制约，可以促进人体生理生长发育与健康，倘若"太过"则病生百端。妇女为何易发这种病证呢？女性生理以血为主，月经一月一行，乃曰"数脱于血，其气偏盛"，故气多郁（余），因而七情易动，动之太过，则易发该病。其病机之理，可概而言之为"太过"。

喜："喜伤心"。喜则气缓。喜乐过度则使人神气耗散，往往出现全身软弱无力，心悸，志忘不安等症。

怒："怒伤肝"。怒则气上。发怒则肝气伤，郁滞不舒，"肝为刚脏，体阴用阳"是说肝脏虽然刚强，但其性喜柔和舒畅，如经常怒而不舒则伤肝阴，阴伤则肝阳上亢，便会出现头晕目眩，烦躁等症。

忧："忧伤肺"。肺主气，肺伤则气郁不宣，如经常忧愁可引起气机滞塞，发生胸憋叹息，闷闷不乐，情绪低沉等症。

思："思伤脾"。思虑过度则伤脾，运化失常，则会引起食欲缺乏，喘气嘈杂，恶心欲呕，便秘或泄泻等症。

悲："悲伤心"。心伤则心阳不振，气血失调，故出现心慌意乱，健忘，失眠多梦等症。

恐："恐伤肾"。恐则气下。如心突受恐惧，魂魄嫉妒紧张，则会出现肢体骨软，手指振颤，腰肌无力，小便失禁等，而余惧难消。

惊："惊伤肾"。惊则气乱。如突然遇到非常事变，内震心神，气血紊乱,则会导致经常心悸,胆怯,畏光怕暗,神志不安等症。

辨证求因,论治其本,经验所得,七情所伤,症虽多样,但每一患者不能全有之,若有一、二、三症者,辨证求因便先抓一个"郁"字,郁乃肝郁(余)也,肝郁易伤及脾,导致脾虚,后再抓一个"虚"字,虚则心气不足,称为"肝郁脾虚,心阳不振"。论治法则,因郁致虚,见虚则补,余不为也,因而以疏肝为主,肝疏则脾健,脾健则心阳气振,诸症自消,病则愈矣。

【治则】惯以疏肝解郁,益气振心,潜阳平镇之法治之。

【验方】选"柴桂参龙汤"内服施治。

醋柴胡9g,嫩桂枝7g,白党参18g,白茯苓14g,姜半夏9g,炒白芍13g,炒黄芩5g,麦冬10g,生龙骨26g(先煎),生牡蛎28g(先煎),生姜3片,大枣3枚。水煎服。

煎服法:每剂煎两次合一起,分早晚各服1次,连4剂,则显效;8剂,诸症消失,轻者则愈,但需念及"三分吃药七分养"之理,嘱其克制七情,则永不复发。尚有反复者,可再服3~5剂,或隔日1剂,再3剂,如仍复发,则再如此服,连续几次则永不复发,实为经验之谈。

【随症加减】

1. 头晕目眩明显者,加霜桑叶9g,钩藤18g(后下)。

2. 全身乏力甚者,加党参20~25g。

3. 胸闷叹息显著者,加瓜蒌皮10g,炒枳壳9g,苦桔梗9g。

4. 胁胀喘气或胁痛明显者,加醋青皮7g,炒郁金加至9g。

5. 心悸易惊者,加珍珠母20g(先煎),玳瑁(现用替代品)9g,甚者可加朱砂5g(与药同煎)。

6. 烦躁易怒甚者,加焦栀子7g,淡竹茹10g,浮小麦20g。

7. 多疑善虑者,加合欢花10g,首乌藤10g。

8. 健忘失眠者,加炒远志9g,五味子9g,炒酸枣仁12g。

9. 食欲缺乏,消化不良者,加姜厚朴10g,焦山楂10g,炒麦芽13g,或鸡内金9g。

10. 口苦咽干甚者,加天花粉10g,粉葛根9g,炙枇杷叶9g。

11. 脐上跳动,不时上冲者,白茯苓可用16g,桂枝可用9g。

12. 大便干燥者,加生大黄6~9g(后下)。

13. 大便稀者,加生山药25g,建神曲9g,广木香7g。

14. 小便量少者,加泽泻10g;尿液灼热者,加白茅根30g。

脏　躁

脏躁，亦称"癔病"。女性患此病者为多，呈间歇或阵发性发作，发作时大哭大笑，大喊大叫，蹬足捶胸，倒地翻滚，手舞足蹈，撕衣咬物，乱唱乱骂，装模作样，或有戏剧表演，或有抽搐样发作等丑态，该病复杂多变。

发作后，常有感情用事，幻想，呆痴等表现，如问及以往不愉快之事，尤其触及要害者，则可立即发作。

本病之源，主要起于情志不遂（生气），心神紊乱，或肝郁热盛，气火攻心，或突受意外，惊、恐、悲伤甚所致。

【治疗方案】

1. 甘麦大枣汤加味方方选《金匮要略》中的"甘麦大枣汤"加味施治，其歌诀为：甘麦大枣心惊慌，脏躁因故自悲伤。

粉甘草10g，小麦35g，大枣10枚，天竺黄9g，九菖蒲9g，水煎服。

2. 柴胡加龙骨牡蛎汤化裁用《伤寒论》中的"柴胡加龙骨牡蛎汤"化裁服之。

醋柴胡9g，酒黄芩6g，生大黄6g，姜半夏9g，白茯苓13g，嫩桂枝9g，白党参17g，麦冬10g，双钩藤18g（后下），珍珠母20g（先煎），生姜3片，大枣5枚。水煎服。

3. 转地治疗，投亲，奔友，改变环境，以免杂念，排除烦恼，方可有效，求得痊愈。

梅　核　气

患者咽喉不痛，自觉有一物阻塞，似烤肉贴于喉中，咽之不下，咯之不出，故而不时咯咽，苦闷异常。望喉不见红肿，亦他无物。

梅核气的发生，医者多言由七情郁结所致，常在肝。余验辨析，七情太过亦往往使各脏腑气机失常从而引发各证。梅核气则是肺气失其肃降，胃浊之气上壅，蕴结于咽喉所致。

【治则】论治法则，不以疏肝为主，常宣理肺气，降胃之浊，速治则愈。同时需注意因人和病期长短的不同，辨证组方施治。

一、病期短者

【验方】自拟"宣降汤"加减施治。

紫苏叶 9g，姜厚朴 10g，姜半夏 9g，炒枳壳 10g，苦桔梗 9g，射干 9g，浙贝母 9g，玄参 10g，焦山楂 10g，生姜 9g。水煎服。

【随症加减】

1. 大便干燥者，加生大黄 7～9g（后下）。

2. 咽干欲饮者，加麦冬 15g，天花粉 10g，炒知母 13g。

二、病程长者

【验方】先服"宣降汤"4～6 剂后，继服"唅化丹《嵩崖尊生》"。

明矾、硼砂、牙皂、雄黄各 10g，共为细末，大枣煮熟去皮为泥，合药为丸，3g 大。每日早午晚口中含化，徐徐咽下后，饮白酒一杯，数日则愈。

肝　胃　病

患者自诉胃胁憋闷，时而胀痛，烦躁易怒，呃逆叹息，口苦咽干，纳呆化差，乏力日久等，余认为此为"肝胃病"也。患者且言，经医院检查，诊断为"慢性肝炎"。

本病之源，多因郁怒伤肝，肝失条达，气滞不舒，肝病犯胃所致，故而胃胁憋痛；肝郁化火则烦躁易怒；木久乘土，则碍饮食运化，故全身乏力，心悸不安。诊其脉多沉弦而无力，舌质发紫或淡白，苔薄黄白，眼周发青，唇红或暗等。

【治则】宜用疏肝和胃，益脾助化之法治之。

【验方】选《局方》中的"柴平汤"，根据不同病情加味施治。

醋柴胡 9g，姜厚朴 12g，炒枳实 10g，姜半夏 9g，白茯苓 13g，炒苍术 12g，炒黄芩 5g，生姜 3 片。水煎服。

【随症加减】

1. 胁痛明显者，加炒郁金 9g，炒青皮 7g，制香附 10g。

2. 胸憋胃痛不时发作者，加全瓜蒌 15g，薤白 9g，广木香 9g。

3. 胀痛腹满者，加大腹皮 10g，焦槟榔片 10g，甚者加莱菔子 9g。

4. 烦躁甚者，加生牡蛎 26g（先煎），生龙骨 25g（先煎），焦栀子 7～9g。

5. 呃逆叹息甚者，加代赭石 20g（先煎），旋覆花 9g（包煎），沉香 5g（后下）。

6. 口苦咽干甚者，加麦冬 12g，天花粉 10g，青竹茹 10g。

7. 纳呆者，加焦三仙 30g，鸡内金 9g；偏寒者，加春砂仁 9g（后下）；偏热者,加焦栀子9g。

8. 全身乏力明显者,加白党参18~23g。

9. 食欲尚佳,食后胀而不适者,乃脾虚不化所致,必加土白术13~18g。

10. 心悸或胃腹动悸而上冲者,加嫩桂枝7~9g,生龙骨26g(先煎),生牡蛎28g(先煎)。

11. 大便干燥或秘结者,加生大黄6~9g(后下),炒枳壳10g。

12. 小便浓黄或尿少不利者,加猪苓片15g,泽泻片10g。

13. 大便溏泻者,加苍白术各7g,炒白芍15g,炒山药20g。

14. 五心烦热,骨蒸汗出者,加炙鳖甲10g(先煎),粉丹皮10g,地骨皮10g。

15. 气虚汗出额凉者,加生黄芪15~20g;血虚潮热身灼者,加全当归12g。

本病证杂,辨症加减,其效良好,症减药止,则可自复;病程日久,需连服多剂,效后巩固,隔日1剂,诸症消失,自养则愈,屡验屡效。

癫　　狂

癫狂主要表现为哭笑不休,言骂歌唱,不避亲属,许多恶态。该证有突发与缓发日益加重两种类型。

辨证论治,历代医家多以疏肝安神之法,立法组方,予以内服,屡验其效欠佳。始遵清代王清任之论之"乃气血凝滞脑气,与脏腑气不接,如同作梦一样"所立之"癫狂梦醒汤"。验证所得,此方对现发癫狂证治,确有良效,已经多验。

炒桃仁25g,柴胡10g,香附7g,木通9g,赤芍9g,姜半夏9g,大腹皮9g,青皮7g,陈皮9g,桑白皮9g,炒苏子12g,生甘草15g。水煎服。一般2剂症缓,4剂清醒,6剂痊愈。

说明:慢性癫狂证治未验,故而免论。

癫　　痫

癫痫主要表现为不分何时,突然倒地,人事不知,四肢强直,牙关紧闭,口流唾沫,甚则遗尿,数秒或几分钟后苏醒,醒后犹如常人。其有轻有重,轻者一月或数月发作一次,重者每日或隔日或数日发作一次,是一种非常难以治愈的慢性病证。

凡早期求诊者,不难治愈;病久者,坚持服药,则可减轻,逐渐治愈者,亦不胜举也。

【验方】选"马钱子丸"内服施治。

马钱子250g(半斤),老胡桃30g,山楂片50g,滑石粉30g。

制法:用香油2斤,放锅内烧滚,入马钱子,待听得爆响之声后,取出,用刀切开,以紫红色为度,凉后刮净外皮,研为细末;再将胡桃放入热炉灰中煨之,以外皮淡黑微黄为度;山楂片和滑石粉炒焦,共研为细末。合在一起用细罗筛之,炼蜜为丸,每丸0.3g。

服法:每日早晚各服1丸,用红白糖水送下。服后无不适之感,如有头晕恶心可服凉水1杯。该药需久服一至两年。

同时,除日常服此丸药外,还应吃"黄芪粥"。用黄芪30g熬水煮小米成粥,每日1次。久服方可根除。

痹 证

痹证主要表现为身体各部,如肩、胛、肘、膝、四肢、各关节疼痛,时轻时重,反复发作,气候变化时尤甚,是我国北部最常见的病证。急性者,易治;慢性者,治则可缓,多服方药可痊愈。

历代医家多认为其病因是由风、寒、湿三种外邪侵袭所致。根据脉证不同,命名有三。

行痹 风偏重者名"行痹",主要表现为肢体关节疼痛,痛而游走不定。

痛痹 寒偏重者名"痛痹",主要表现为每一关节或几个关节疼痛,得热减轻,受寒则重,且自觉凉冷感。

着痹 湿偏重者名"着痹",主要表现为不论哪个关节疼痛,皆肌肤麻木,痛处固定不移。

上述三种痹证乃风、寒、湿三邪侵袭所致,各有偏盛,需根据表现不同而分别命名。余认为,该病同样有急性、慢性之分,而慢性之中亦有急性发作者,对此可再辨寒痹、热痹二种。立法论治,组方配伍,贵在加减。急性求治者则速愈;慢性求治者宜缓治,后可逐渐减轻继而痊愈;至于慢性急发者,及时诊治则可使其症状迅速缓解,但应坚持医治,方可痊愈。本病之中,尤以慢性寒痹其性最为固着。

一、急性寒痹

该证为突受风寒外袭，瘀滞经络所致。主要症状表现为全身肌肉骨关节疼痛，发冷恶寒，肢体沉重。

【治则】宜用疏风散寒，温经通络之法治之。

【验方】选"麻杏薏甘汤"加减施治。

生麻黄7～9g，炒杏仁10g，生薏苡仁25g，炒苍术15g，口防风9g，威灵仙9g，嫩桂枝7g，汉防己9g，姜香附10g，生甘草6g，生姜3片。水煎服。取微汗，2剂症轻，4剂痊愈。

二、慢性寒痹

慢性寒痹一是由于急性失治，或治而未曾根除，日久内虚，寒邪留于经络所致；二是病轻未治，腠理疏豁，漫延留疾之故，两者皆表现为全身关节似痛非痛，时轻时重，尤以气候骤变或过劳时为甚。

【治则】宜用益气温经，通络逐寒之法治之。

【验方】选《丹溪心法》上中下通用之"痛风汤"加减，效果良好。

川羌活7g，口防风9g，汉防己9g，炒苍术13g，川芎片7g，炒桃仁9g，南红花7g，桂枝尖7g，威灵仙9g，白芷片6g，制川乌5g（先煎），全蝎3g，生甘草6g，干姜3片，生黄芪20～30g。水煎服。

三、慢性寒痹急性发作

慢性寒痹急性发作表现为平素肢体关节疼痛，复受寒邪侵袭，其痛加剧，日久不解，腰腿沉重。

【治则】宜用祛风湿散寒邪之法治之。

【验方】自拟"羌独活胜湿汤"加减施治。

川羌活7g，川独活9g，口防风9g，炒白芍15g，桂枝尖9g，制川乌6g（先煎），鸡血藤10g，桑寄生13g，川秦艽9g，川牛膝10g，生甘草6g。水煎服。

四、热痹证治

热痹的特征是关节肿胀热痛（局部扪之有灼热感），尤以双膝关节肿大者多见。身热沉重，口干舌燥，小便赤少。此为内热夹湿，蕴结肌络，壅聚不散所致。

【治则】经久验证，其肿胀热痛之因在脾，故用渗湿化热法治之，效果甚佳。

【验方】选"四妙散"加减施治。

生薏苡仁 50～80g,炒苍术 15g,炒黄柏 10g,川牛膝 13g,炒地龙 9g,汉防己 10g,青风藤 10g,路路通 5g,全蝎 2～3g。水煎服。

如急发速治者,2 剂减轻,4～6 剂痊愈;慢性或慢性急性发作者,4 剂减轻,8～12 剂其肿痛即可消失,此乃经验之谈也。

中风与半身不遂证治

中风及其后遗半身不遂类似于现代医学所称的脑血管意外,包括高血压、动脉硬化所引起的脑出血、脑血栓形成、脑梗死、脑血管痉挛等,其诊治各有不同。

一、中风

中风多表现为猝然昏仆倒地,不省人事,两眼直视或目合口开,嘴角流涎,鼻鼾,手撒,遗尿,汗出如珠等,危在翘足,甚至气绝而亡,名"中风脱证"。如表现为晕倒不知人事,牙关紧闭,两手握拳,面赤气粗,痰声如锯,亦有或不经昏倒或夜睡,或杯酒谈笑之间,突然不知人事,舌强语涩等,称为"中风闭证"。

这种病证,实属危候,必须及时急救。在急救之时,首先须辨认上述"脱证"与"闭证"。

脱证则急针"石门穴",并以艾灸,随煎"理中汤"灌服。轻者经救治后可以苏醒,重者可救十中之三四。

闭证轻者可以渐渐自醒,重者则急针"少商穴"使之出血,并用生姜捣汁调化"苏合香丸"1 丸,撬开口齿灌之;如撬不开口齿,即用生牙皂、生半夏各等分为末,以少许吹入鼻内,有喷嚏者则可救醒,而后医治,无喷嚏者则难医。但不论脱证或闭证,苏醒之后,多遗有半身不遂。

二、半身不遂

半身不遂,亦称"偏瘫",或左或右,或有舌强不语,或语言謇涩,口眼㖞斜,嘴角流涎,小便失禁,大便秘结等表现。临证所见,轻重不同,病期长短等不一。因而,辨证求因确切,论治方可本。

历代医家多认为本病之因,由风、寒、气、痰、火、瘀等所引起,这几种因素常合并交错致病。亦有医家认为，"中风者，为外风侵袭所致，无六经之形证者，为外寒侵袭所致，无六经之行证者，为内风所引起"；更有医家提出了"因于火，因于气，因于湿邪"以及"中脏、中腑、中经络"和"真中风、类中风"等之论。此外，清代医家王清任还认为半身不遂，元气亏损，是其本源。

鉴此，临证析之，如因风寒湿邪侵袭，确未见有外感表现；若由气痰火瘀之因所致，却又不碍饮食，不痛不痒。余久验证，四诊所察，患者醒后，或接诊多日病者，问其病前，多有偶尔时发一阵头晕，此乃"十晕九虚"也；亦有平素突发一阵手肢麻木者，盖因麻为气虚，木是血瘀之故；亦有时发一阵心空气短者，此为心阳不振，神不守舍所引起。如此等等，无疑皆为元气亏虚之兆也。

元气亏虚之源，不外平素饮食失节，忘行淫欲，不戒暴怒，悲思久伤，劳逸过度等因素，以致元气渐亏，经络失养，上不荣脑，下如墙无根基。所以，平素则有偶尔一阵头晕，肢体麻木，步履沉重，手握无力等证。虽然自觉没有大恙，但却可因一时气怒，或因夜睡之寐，不省人事，顿成废人。本病虽属卒中，却实非一朝一夕之故也。据此，半身不遂之证，不是外风中于人，而是体内元气渐伤所致的突发病证，这就是其主要病因。

【治则】余遵"虚则补之""补者，补其虚也"，主要大补元气。但人体之气与血，是相辅相成的，气虚则血亦虚，而血虚亦易瘀也。这种"瘀"是因气虚不行所致之瘀，所以不能用破血方药，但可用补气之品，气充则行，气行则推动血行，其瘀则散。无形之气可生有形之血，气生血长，营卫调和，经络畅通，半身不遂则随之遂也。但须注意的是，补气必行气，以防气滞胸满，此乃立法组方之要也。

【验方】自拟"芪归丹参通络汤"内服施治。

生黄芪60～100g，全当归10g，紫丹参9g，陈皮丝9g，炒桃仁7g，南红花7g，川牛膝9g，嫩桂枝6g，川秦艽9g，口防风9g，焦山楂10g，炒地龙7g，生甘草5g。水煎服。

该方重用黄芪，性味甘温，可补元气，温肌肉；陈皮可理气，使气行不滞；当归、丹参、桃仁、红花，可活血散瘀；桂枝、秦艽、防风、地龙，可温通经络；山楂酸收，可消宿食之滞，甘草调和，共奏诸药之效。

但是，必须根据中风苏醒后遗半身不遂证的病期长短、轻重程度、药量大小来配伍组方。如病期短而症重，气虚甚者，黄芪可重用；如病期长，其症轻者，宜"慢病缓治"，黄芪用量应先轻而逐渐加量，缓之施治，方可收到逾期之效。

半身不遂，经验证明，有易治与难治及不能治愈之别。患者年龄在60岁以下，病期较短，舌伸自如，语言清晰，食欲睡眠可，大小便正常，脉象虚缓或沉细无力，而血压偏低者，则易治而收效迅速，尤其是数剂药后，全身有疼痛感觉者，定可痊愈。如患者年龄在60岁以上，病期较长，舌伸不能出唇，语言謇涩，口角涎多，食欲欠佳，睡而不寐，尿频便干，脉紧有力或沉涩难寻，而血压高而不降者，则难医治，但继续坚持治疗，亦可使其达到生活自理的效果。再是不论年龄大小和病期长短，凡见舌强不语，头摇手颤，瘫肩下垂，肌肉萎缩，睡有鼾声，口涎外流，纳呆化差，大小便失禁，而血压过高或过低，或时高时低，脉浮有力或无力者，则治亦不愈，如坚持服药，可使病情不再加重，延长寿命。

真　心　痛

真心痛，亦称"厥心痛""胸痹""心痹""心悸""心痨"等。在临证中为常见病，尤以年近半百、花甲、古稀之人较多见。与现医学中的"心绞痛""心肌梗死""冠状动脉粥样硬化性心脏病"颇相类同。

一、临床主要症状

胸（心前区）闷痛，或刺痛，其痛有轻缓，重急之别。轻缓者只现胸闷，阵发性微痛，或有心悸，怔忡，倦怠乏力等；重急者则胸心痛甚，冷汗出，有窒息感，其脉可见粗大弦紧或结代，数秒或数分钟可缓解。若轻缓转重急或突发痛甚者，则时有危矣。《素问·脏气法时论》曰："心病者，胸中痛，胁支满，胁下痛，膺背肩甲间痛，两臂内痛"，此为轻缓证。《灵枢·厥病篇》曰："真心痛，手足青至节，心痛甚，旦发夕死，夕发旦死"，此乃重急危候。

二、辨证

辨证须详求其因，证不同，因则异。一是要求其病期长短，发病之源及其诱因；二是要察辨现实病变所在。

患者就诊，首询病期，以辨轻缓重急之证，随咎既往和近日之因，以辨其饮食内伤或七情或六淫的诱发以何因为主，最后确认其发病之本。

经验证明，本病多由既往饮食失节，恣嗜肥甘膏粱厚味所引起。现代医学认为，长期摄入高胆固醇饮食是造成高脂血症，促使冠状动脉粥样硬化形成的。从辨证求因而言，可谓一致。

饮食所伤，其不同者，必辨脾胃之"纳"和"化"（消化、吸收、排泄）的功能如何。日常一般饮食或生活嗜好等因素能否造成人体发病，主要是由整体气化功能正常与否来决定的。饮食内伤之因，有轻有重，如整体气化功能良好，则其伤亦轻；如整体元气亏虚，则饮食内伤就是主因。"无形之气能生有形之血"，气虚可导致血虚，心血亏虚则心失所养，久而成瘀，瘀则不通，不通则痛。此常由七情诱发者为多见，六淫引起者则稍有。因而，以元气亏虚轻重之不同，鉴别心气虚，心阳不振，肝郁脾虚，气滞血瘀之证，按各异之证将其命名，轻缓者称为"胸痹""心痹""心悸""心痨"等；重急者称为"厥心痛""真心痛"等。

三、论治

（一）轻缓者

轻缓者表现为胸心部憋闷，或阵发微痛，时而心悸、心烦、惊恐，乏力，脉微弦或略数，舌质淡红，苔白薄或无苔等。此为心脾亏虚，肝郁气滞，胸阳不振所致。

【治则】宜用益气养心，理脾疏肝之法。

【方药】自拟"益气理心汤"加减。

生黄芪20g，党参15g，茯苓13g，半夏9g，瓜蒌15g，醋柴胡9g，桂枝7g，炒白芍13g，生龙骨23g（先煎），生牡蛎25g（先煎），广木香7g，焦山楂10g。

【随症加减】

1. 气虚甚者，加党参20g，大枣5个，鲜姜3片。

2. 口咽干苦者，加炒黄芩6g，麦冬10g，天花粉9g。

3. 失眠或睡而不寐者，加炒酸枣仁10g，五味子9g。

4. 大便干燥者，加生大黄6～9g（后下，便通则减）。

服法：水煎服，早晚各1剂，一般4～6剂，其症状则明显好转，再隔日1剂，共服10剂左右，痊愈。

（二）重急者

不论是由轻转重还是突然急发心区疼痛者，其疼痛均可表现为阵发或持久性剧痛，向左肩臂内侧放射，并有气短汗出，肢厥，面色苍白或恶心呕吐，舌质淡红或紫暗，苔白薄或黄腻，脉沉细或弦紧或结代等。此为心阳气虚，脉络痹阻所致。

【治则】其治宜急针刺"十宣"出血，随用补心阳通脉之法。

【方药】自拟"二参疏络汤"加减施治。

人参 10g（另煎或党参 20～30g），紫丹参 15g，赤芍 9g，桂枝 9g，茯苓 14g，橘络 9g，韭白 10g，延胡索 7g，制香附 10g，干姜片 2g，炮附子 5g（久煎）。水煎服。

服法：1 剂煎 2 次合一起，分 2 次服，5 小时 1 次，连 3 剂，其症状则见缓减，再改为早晚各服 1 剂，待病情明显好转后，按"轻缓者"方药加减内服数剂，巩固其疗效则痊愈。

消　　渴

消渴，初患时常有多食、多饮、多尿的"三多"症状，但亦有"一多"者，一般则分称：多饮者名"上消"，多食者名"中消"，多尿者为"下消"，总称为"消渴证"。现代医学称其为"糖尿病"。

临证所见，若患者的"三多"或"一多"表现明显，但现代检查未发现血糖、尿糖异常者，中医常据此诊断为"消渴证"。

若患者无"三多"或"一多"表现，或不明显，但经现代医检发现，其血、尿糖均高，达到诊断标准，多据此诊断为"糖尿病"。

消渴证治，由于中医学和现代医学理论不同，其诊治亦异。今抒己见，验证所得，初患易治，病久难医，甚则变为危疾，药罔效矣。

该病之证，有同有异，病因不一，概而言之，有燥热、湿热、阴虚、阳虚之不同；有在肺、在脾胃、在肾等之别。从而辨证求因，必须因人、因时、因证等不同，区别确定其寒、热、虚、实的属性，及其错综复杂之因，其论治立法，则要从"整体观"出发，以"正邪论"仔细分析，宜用清、泻、利、润、滋、补等论治法则，组方配伍，加减用药，大小轻重适宜，往往获效而愈。依此，余常分初期、中期、后期三个阶段，进行施治。

一、消渴初期

患者自觉口咽燥渴，喝水不已，昼夜可饮 3～5 暖壶或更多的水，小便尿量大增，多食而善饥。"三多"或"一多"表现明显。

就诊望之，患者一般体质尚较充实，颜面多为红润，舌质较绛，苔呈白薄，或黄厚干涩，闻尿甘酸，切脉多沉弦略数，举按有力。

此类患者，多在初 6 个月左右患有以上之症。病因多由素体燥热，发于肺胃，灼耗津液所致，此期"邪"盛"正"亦盛，其治则是速将病邪驱逐出去，消渴则愈。从何处使邪而出，经验有效之法有三：

1. 清热散邪，使邪从腠理毛孔排除。

2. 从胃肠之道排泄。

3. 从膀胱与肾利出。

验证所得，三法同用，解表通里，清热润燥，灼伤津液何能有之，故而"消渴证"愈矣。

【验方】常用（刘河间）"防风通圣散"化裁加减，并改为煎剂施治。

生大黄 9g（后下），玄明粉 6g（冲服），生荆芥 9g（后下），口防风 7g，生麻黄 7g，生石膏 18g（先煎），生栀子 7g，生白芍 13g，青连翘 10g，粉葛根 9g，炒黄芩 7g，苦桔梗 9g，滑石粉 10g（包煎），生甘草 5g。水煎服。

一般服 3～5 剂后，可有身汗津出，便次增多，口渴大减，善饥好转的表现，此时可减生大黄、玄明粉之药量，再每隔日 1 剂，数剂后，诸症消失而愈，屡验多效也。

二、消渴中期

此期以初病失治，或治未根除，延至 6 个月之后，或一年左右的患者最为常见。这一时期患者"三多"或"一多"表现均不甚明显，或口干饮少，食欲接近正常，或有时易饥，肌体已见消渴，疲惫无力，时而心悸及烦躁，或自汗出，小便色黄，甘味触鼻，大便多呈干燥，脉象沉细或浮滑，略数无力，舌质红或绛，苔白薄而干等。脉证分析，病在脾肾，为气津亏虚所致，其中阴虚津乏者有九，阴虚气弱者有一。

【治则】恒以滋阴益脾，清热生津，润燥养肾之法治之。方药配伍规律为滋阴勿腻脾胃，益脾注意升降，清热禁忌苦寒，不伤其津，润燥忌滑，勿损肾阴。如见阳虚明显，则加温经助阳之药，但助阳之药本不宜用，而又不得不用，为助阳生阴长，使其互根，共济生机，必须用之。不要因不宜用而不敢用，那就错了。组方加减，灵活化裁，药量适宜，予以施治，验证多效而痊愈也。

【验方】自拟"山药地冬芍药汤"，随症加减，内服施治。

怀山药 35g，细生地 16g，麦冬 15g，炒白芍 15g，炒知母 15g，粉葛根 9g，生黄芪 20g，五味子 9g，鸡内金 10g。文火水煎，每剂煎 2 次合一起，早晚饭前各服 1 次，每日 1 剂。

【随症加减】

1. 口渴明显，尚欲饮水且量不多，偏"上消"者，加天花粉 10g，炙杷叶10g。

2. 善饥而食量较多，"中消"之证显著者，加玉竹参 15g，辽沙参 13g。

3. 尿次与尿量较多，偏"下消"者，加怀牛膝 13g，净山茱萸 12g。

4. 消瘦乏力，神疲而瞌睡显著者，加白党参 15g，炒远志 9g，金石斛10g。

5. 肌肤灼热或骨蒸汗出显著者，加粉丹皮 10g，地骨皮 10g，炙鳖甲 9g（先煎）。

6. 不时心慌，心烦，或失眠者，加生龙骨 23g（先煎），生牡蛎 25g（先煎），炒酸枣仁 13g。

7. 两眼模糊，视力减弱者，加枸杞子 13g，石决明 20g（先煎），谷精草10g。

8. 阳虚，四肢不温，畏寒自汗，神志萎靡者，必须加嫩桂枝 7～9g，炮附子 5～7g，白人参 6～9g（另煎）。

经验证明，必须指出，消渴中期，医患合作，坚持诊治，连续服药，几十余剂，方可获效，仔细观察，不断施治，才能痊愈。否则，中途停药，前功尽弃，还可能变为危疾，甚至难医。

三、消渴后期

病至此期，久经验证，其疾疑难。有的患者在家卧床不起，有的患者则住院医治，其"三多"或"一多"表现，均已减退，但自觉口干渴甚而不欲饮水，且皆有不同程度的厌食、恶心或呕吐，或腹痛症状，口内与尿中可闻及甘味或苹果酸味，肌体消瘦，皮干如柴，目视昏暗。有的可表现为骨蒸潮热盗汗，有的则表现为四肢厥逆，汗出或汗出如洗，心慌不止，气息短促（呼气加深，吸气浅促），精神萎靡，有的还可表现为瞌睡，甚至昏迷，出现脉象沉细无力，或微细难寻，舌质淡红或绛紫，光滑无苔等危症。

鉴此，余曾认为本病之因乃阴亏已极所致，故用大补肾阴之法以生津，选"六味地黄丸汤"加减，缓煎频服，细心观察，但是，药后罔效。

奈何：从而默思，深研得悉，余心悟之，该证之危，非肾阴亏极，乃体内真气将竭所致，何能生津。阳不生而阴不长，阴阳不济，何能充身，此乃病危将绝之理也。因此，自信无疑，采用大补元阳之气之法以生津，从而收到良好效果。

【验方】选"独参汤"加味施治。

红人参 30g(另煎),麦冬 35g,炒白芍 18g,嫩桂枝 7g,水煎服。

煎服法:文火煎 2 次合一起,分 12 次,每 4 小时服 1 此,服完再煎新剂,继续服之。待患者转危为安后,再改为 6 小时服 1 次。

本方可使十人中之四五逐渐痊愈;可使十人中之七八寿命延长。若患者为半百左右之人,若为年长者,则难医。此乃消渴证治心得之概言也。

水 肿

水肿主要表现在皮肌,可发于上眼睑、面部、下肢及两足,甚则发于胸腹及全身。其特征是指压凹陷,抬指后缓缓复起,患者可有尿频、尿急、尿痛,尿少不利等表现,小便如常者,亦可见之。均须详辨,方可论治。

一、辨证

古医以脉证并参,分为五种,予以论治。

风水 "视人之目窠上微拥,如蚕新卧起状,其颈脉动,时时咳,按其手足上,陷而不起者,风水""风水恶风,一身悉肿,脉浮、不渴,续自汗出,无大热,越脾汤主之"。

皮水 "其脉亦浮,外证胕肿,按之没指,不恶风,其腹如鼓,不渴,当发其汗"。

正水 "其脉沉迟,外证自喘"。

石水 "其脉自沉。外证腹满不喘"。

黄汗 "其脉沉迟,身发热,胸满,四肢头面肿,久不愈,必致痈脓"。

脉证并治,见证不同,论治各异。而后世医家又辨分阴水、阳水两大类。

阳水 凡因风邪外袭,雨湿浸淫,嗜食生冷等引起水肿者,曰:"阳水"(急性期),属实证。根据病因不同,宜发汗、利水、攻下。

阴水 凡因脾肺内伤所致脾肾两虚,水湿蕴结而成水肿者,曰"阴水"(慢性期),为虚证。根据轻重之异,宜采用健脾、补肾、温阳,或攻补兼施治之。

若由阳水久延不退,正气渐衰,水邪日盛,转化而来者,亦称为"阴水"。

阴水有重受外邪浸淫，使水肿增剧，若标证占其主要地位者，虽为阴水，但却当治其标，应以"阳水"论治。

二、论治总则

凡颜面四肢水肿，而腹部无肿，或有发热恶寒，脉浮者，其病邪在表，治则当汗，则以"越婢汤"为主加减。

如腹部水肿胀满，四肢肿而不显，其病邪在里，治宜利水，则用"五苓散"加减。又有风水肿而汗出，身重，恶风，或身痛麻木者，乃脾肺虚弱，湿邪旺盛所致，治宜健脾固表，开窍泻湿，选"防己黄芪汤"加减治之。如有肢体皆肿，按之没指，身重倦，小便少者，乃水湿浸渍肌肤所致，治宜通阳利水，选"五皮饮"方随症加减。如有全身水肿，腹满胀硬，皮肤光亮者，乃湿邪化热，壅结里络所致，治宜攻逐湿热，选"疏凿饮子"为主方加减施治。如有全身水肿，睾丸亦肿，下肢发凉，尿少而清，舌淡无苔，脉象沉细者，乃脾肾阳虚，水湿不化而内停所致，则以"真武汤"加减治之。如有水肿基本消退，却仍现头昏脑涨，舌红口苦，五心发热者，乃肾阴亏损所致，治宜滋阴补肾，选"六味地黄汤"加减施治。

上述辨证论治法则，若在病因、症状明显的情况下，选方配伍加减运用，则往往效果良好。但必须注意，当汗者应兼补阳，以防气伤；当利者应养其阴，以防津伤；当攻者不宜太过，过则伤脾脾伤则不化，水湿停留，故而罔效。

多年实践，化繁为简，辨证求因："诸湿肿满，皆属于脾""肾病者，腹大胫肿，喘咳身重"。因而治则常以"汗"与"利"为主，汗则肺宣，肺主皮毛，水湿即散；利而脾健湿除，水肿自消也。所以，凡见水肿之证，根据病证轻重，惯以"越婢五苓饮"化裁加减，其效甚捷，实为经验之谈也。

【验方】选"越婢五苓饮"内服施治。

生麻黄 6～9g，病程短者用炒苍术 13～16g，病程长者用土白术 15～20g，生石膏 16g（先煎），白茯苓 15g，猪苓片 15g，泽泻片 13g，大腹皮 10g，炙桑白皮 10g，生姜皮 5g。水煎服。

服法：

成人，每日 1 剂，每剂煎 2 次合一起，早晚分服之。

小儿，2～4 岁，每剂煎 2 次合一起，分 9 次，早午晚各服 1 次；5～7 岁，每剂煎 2 次合一起，分 7 次，早午晚各服 1 次；8～14 岁，煎法同上，分 6 次，早午晚各服 1 次。15 岁以上者按成人服法。

【随症加减】

1. 如现恶心或呕吐者，加姜半夏 10g。

2. 偏寒而尿清不利者，加桂枝尖 6g。

3. 如尿液发热或尿血者，加白茅根 30g，粉丹皮 10g，甚者再加细生地 15g。

4. 如大便干燥者，加生大黄 6～9g（后下）。

黄　　疸

黄疸，常见于幼、青、中年男女。本病多为急发，状似感冒，有发热恶寒，食欲减退，恶心或呕吐，厌油腻，腹胀胁痛，全身明显乏力；继则巩膜发黄，遍及全身皮肤，色如鲜橘，小便赤黄，尿量减少，甚则大便色白，脉象多弦而数，苔白薄或黄白而腻。

【病因】多由内蕴湿热，外受湿邪，初袭肺胃，继传于肝、胆、脾经，湿邪化火，内外熏蒸所致，故发为黄疸之证。

【治则】经验所证，急发速治者，能很快痊愈。治则以清利湿热为主，兼证兼治。

【验方】选"茵陈消疸汤"加减施治。

茵陈 15～30g，生栀子 9g，生大黄 7g，金银花 12g，青连翘 10g，板蓝根 12g，猪苓片 15g，白茯苓 13g，泽泻片 10g，滑石粉 10g（包煎），生甘草 5g。水煎服。

服法：

成人病情较重者，每剂煎 2 次合一起，分 2 次，早午晚各服 1 次，好转则改为早晚各服 1 次，一般 3 日好转，6 日可愈。

小儿，3～6 岁，每剂煎 2 次合一起，分 9 次，早午晚各服 1 次；7～14 岁，每剂煎 2 次合一起，分 6 次，病情重者，早午晚各服 1 次，轻者，早晚各服 1 次。

【随症加减】

1. 初患发热甚者，加生麻黄 7g，生石膏 20g（先煎）。

2. 继则寒热往来明显者，加北柴胡 9g，炒黄芩 6g。

3. 恶心或呕吐时发者，加姜半夏 9g，藿香叶 9g（后下）。

4. 大便溏泻者，加炒苍术 12g，生薏苡仁 20g，姜厚朴 10g。

5. 胁痛憋胀显著者，加醋柴胡 9g，炒郁金 9g。

6. 小便赤黄而发热或出现鼻出血者,加白茅根 30g,粉丹皮 10g。

急黄

病势迅猛,患者可同时出现高热黄染,斑疹出血,烦躁谵语,神昏痉厥,腹胀尿少,浮肿等症状。其舌脉特征表现为舌红或绛,苔黄干燥,脉数等。此为湿热壅盛,邪毒内陷所致。

【治则】急以内清湿热,驱邪散毒之法治之。

【验方】自拟"黄连栀子茵陈汤"加减内服。

川黄连 6g,生栀子 10g,茵陈 50g,生大黄 9g,板蓝根 20g,炒郁金 10g,蒲公英 20g,白茅根 40g,细木通 10g。水煎服。

服法:上方一般连 3 剂,每剂煎 2 次合一起,4 小时服 1 次;病见好转,可改为每日 1 剂,早晚各 1 次;待症状明显减轻后,方药用量,随之减小;至症状基本消失后,可停药使其自复则愈。

【随症加减】

1. 症见斑疹出多和出血者,加细生地 15g,大赤芍 10g,粉丹皮 10g。

2. 神昏谵语严重者,加犀牛尖 3g(冲磨,现临床常用替代品),或加"安宫牛黄丸" 1 丸,化服。

3. 如痉厥抽搐阵发不止者,加石决明 30g(先煎),钩藤 20g(后下),或加羚羊角末 0.5g,冲服。

4. 如见舌光,口干甚者,加辽沙参 15g,麦冬 15g,或加粉葛根 9g,生石膏 20g(先煎)。

急黄所见,多为体壮之人,证急且重,医者勿恐,胆大心细,给药速服,不时注意,望形察色,三日则效,若见危时,则针刺"十宣",使之出血,瞬间转安,继续服药,五日好转,十余日可痊愈。此乃验证之言。

发　　斑

本病特征为发病时皮肤出血形成紫斑,脐腹剧痛,关节疼痛或红肿。其与现代医学所称的"过敏性紫癜"相似。

皮肤紫斑,常突出皮肤,大小不等,有的融合成片,呈荨麻疹或红小片状,多分批发生,对称分布,四肢内侧及臀部多见,严重者可呈紫色血泡或成溃疡。

腹痛明显,常为绞痛,以脐周围为甚,同时伴有恶心、呕吐、腹泻,甚至便血，倘不详辨，则易认为是"急性腹痛"。

关节肿痛，有多发或单发者，常见于膝、踝大关节，重者红肿疼痛，屈伸不便。

以上三种特征，可同时发生，亦可有一或两种出现。

【病因】该病主要是由饮食失节，脾胃结滞，湿热内生，传导不通所致。"不通则痛"，故腹痛剧烈；湿热迫血液出于皮肤及关节，故肿胀疼痛。此乃"脾统血，主肌肉"之机制失其常也。

【治则】采用清湿热，导积滞之法，以通为主，湿除热清，脾健化强，统摄正常，则其症状无不去矣。

【验方】选"调胃承气汤"加味施治。

生大黄 9g（后下），生甘草 7g，玄明粉 7g（冲服），炒枳壳 9g，焦山楂 10g。水煎服。

【随症加减】

1．紫斑较多者，加金银花 13g，青连翘 10g，大便出血甚者，加生槐花 13g。

2．腹部剧痛不止者，加紫丹参 10g，生栀子 6g，生槟榔片 10g。

3．关节疼痛而红肿明显者，加生薏苡仁 25g，炒黄柏 9g，青风藤 10g。

本病速治，3 剂症减，6 剂可愈。倘若失治，迁延日久，可侵害肾脏，医患均应注意。

失　　眠

失眠者，老年人较多，中年人亦有。本病虽然不痒不痛，但日久欠睡，有碍健康，理应早治。本病原因不一，症现各异，尤需详问失眠时间，脉证合参，辨清病因，分别施治，方可痊愈。

一、心肾不交失眠

心肾不交失眠表现为每逢晚饭后，稍坐便困，瞬间入睡，唤醒卧床，则不能入睡，三更稍寐，五更即醒。这种失眠多见于老年人，为心肾渐衰，阴气不足，阳气有余，神不得安之故。张景岳说："寐本采阴，神其主也，神安则寐，神不安则不寐。"其之所以不安，是因阴气亏虚，阳邪内扰所致，心肾不交，神不守舍，故失眠。

【治则】宜用滋阴制阳安神之法治之。

【验方】拟"地黄交泰饮"内服施治。

制熟地 30g（砂仁 9g 拌），净山茱萸 13g，粉丹皮 10g，炒远志 9g，五味子 9g，川黄连 4g，紫肉桂 3g（后下），水煎服。

二、心神虚失眠

心神虚失眠表现为按时卧床，不能入睡，辗转反侧，通宵达旦，整夜不眠。这种失睡多见于中年之人。因"以妄作劳"，心阴亏虚，神不守舍，故而不寐。

【治则】本证心阴虽虚，但不能补，宜用生津养心之法，则其神可安，时在中年，神安自复，则可睡眠。

【验方】拟"养心汤"内服施治。

大生地 15g，麦冬 13g，玄参 10g，丹参 9g，炒白芍 15g，柏子仁 10g，太子参 9g，粉丹皮 10g，珠茯神 10g，泽泻片 7g。水煎服。

三、胆热失眠

胆热失眠表现为卧床身空，心神惊恐，虚烦懊恼，稍寐则醒，不能入睡，以至黎明，死睡不动，迫起下床，精神不振，日久不愈。这种失眠常见于青年人。此乃昼间妄动，胆火内生，热盛伤津，魂魄游离所致，故夜不得睡。

【治则】宜用清胆火，安魂魄之法。

【验方】常选《伤寒论》中的"黄连阿胶汤"内服施治。

川黄连 5g，生白芍 12g，炒黄芩 6g，阿胶 9g（烊化），鸡子黄 1 枚。

服法：四药水煎服，鸡子黄用凉开水化开，同时服下。一般 2～4 剂痊愈。

四、肝郁失眠

肝郁失眠表现为夜卧烦躁，多思多虑，苦闷不解，翻来覆去，头晕目眩，不能入睡。这种失眠，妇女较多，此乃肝气郁结伤阴，肝阳亢盛所致，阴虚不静，其阳则动，动则不安，故而不寐。

【治则】宜用疏肝解郁之法，气疏阴生，津充制阳，平衡则静，入睡安宁。

【验方】用小柴胡化裁，治之捷效。

醋柴胡 9g，炒黄芩 6g，姜半夏 9g，白茯苓 13g，炒郁金 7g，焦栀子 6g，炒白芍 13g，白党参 15g，生龙骨 25g（先煎），生牡蛎 26g（先煎），生姜 3 片，大枣 5 枚。水煎服。

产 后 乳 泣

妇女产后，乳汁不经婴儿吮吸，自然流出，或滴滴不断者，称为"乳泣"，又名"产后乳溢""乳汁自出"，此乃病变之故。如产后身体健壮，乳汁充沛，乳房发胀之时，自溢而出者，则不属于病态所致。

辨证必求其因。求因需四诊互参，观察胎前、产时、产后之不同，全面辨认，确切分析，方可言治。因而，应询问患者胎前身体禀赋，饮食营养如何，有无兼证等；产时难易，分娩时间长短，出血多少等；产后恶露量、色、质，淋漓时间，何时净止，有无少腹痛胀等；产后几天开始泌乳，乳汁清稀还是黏稠，有无乳胀，何时发生乳汁自出等。随予以望、闻、切，以弄清虚实。

产后乳汁自出之证，亦属乳疾的一种，根据四诊所察，常以"胞宫与乳疾的关系"相互分析，辨认虚实。妇女生理以血为本，"夫血者，水谷之精气也，和调于五脏，洒陈于六腑……女子上为乳汁，下为经水"。但妇女产后其血很少下注胞宫，通常上行化为乳汁以养婴儿，此乃生理之常。如产后胞宫恶露滞行，瘀阻不尽，或至期淋漓不断，新血不生，则不能上行化为乳汁，导致乳房空虚而失固，使得乳汁自出，此为实证。如产时失血过多，产后恶露虽尽，但胞宫空虚，无血上行化为乳汁，空则失摄，故乳汁自溢，此为虚证。

一、虚证

乳房不胀，乳汁清稀，滴滴不断，气短乏力，汗多或汗出如洗，纳化欠佳，面色发白，脉浮虚无力或沉细，舌质淡，苔薄白。此为产时所伤，气血亏损之故。

【治则】宜用大补宗气养血之法。

【方药】选"当归补血汤"加味施治。

生黄芪、炙黄芪各 20g，全当归 13g，川芎片 5g，麦冬 10g，陈皮 9g，党参 15g，炒远志 9g，五味子 9g，怀山药 15g，炙甘草 5g。水煎服。

【随症加减】

1.产后恶露滞行或未尽者,加姜炭 2g,益母草 15g。

2.纳化欠佳者,加焦山楂 10～13g(去净核);偏寒者,加砂仁 7g(后下);偏热者,加焦栀子 6g。

3.大便干结者,加郁李仁 10g,火麻仁 10g。

一般 3 剂收效,6 剂可愈。

本病气血亏损,法当气血双补,为何选用当归补血汤为主,而方内大用黄芪补气呢?此乃"无形之气生有形之血"之妙理也。故黄芪用量多于当归数倍,以补气生血,但补气必行气,则加陈皮,以防胸中闷满,所以其效甚捷。

二、实证

乳房发胀,乳汁较浓,不时自出,或兼胸闷不舒,潮热汗出,多与胞宫恶露瘀阻,血不上行,乳汁不通有关。

【治则】法宜活血化瘀,使瘀去新生,胞净络通,其血上行,则乳汁充盛而内守,故不妄行而愈。

【方药】选"生化汤"化裁加减施治。

全当归 15g,川芎片 6g,大赤芍 6g,炒桃仁 3g,炒灵脂 6g(包煎),生蒲黄 9g(包煎),益母草 6g,姜炭 2g。水煎服。

【随症加减】

1.食欲缺乏者,加焦山楂 10～13g(去净核),制香附 9g。

2.潮热汗出多者,加生黄芪 30g,粉丹皮 9g。

3.大便干燥难解者,加郁李仁 10g,火麻仁 10g。

一般 2～3 剂效,效则药止,自复可愈。

本病主要是活血化瘀,不宜破血,破血必伤血,所以,当归用量多,以活血而生血,化瘀之药味少而量小,以使瘀去新生,胞络通畅,故而乳泣自愈。

乳　癖

乳癖,又名"奶脾""奶积"。乳房或左或右,或双乳中生肿块,形如梅李,如鸡卵,或呈结节状,大小不一,质硬,无痛,皮色不变,按压移动,不发寒热,可随思怒消长,多为缓慢发生,日久不治,由轻及重,故前来就诊。

此证类似于现代医学所称的"乳腺增生症"及"良性肿瘤"。

【辨证求因】

根据四诊所察和主诉，多由久思伤脾，或郁怒伤肝，以致气滞痰凝，血瘀阻络，气血相结而成。

【论治法则】

古今医家，多以疏肝解郁，化痰消结之法施治。余经验证，其效缓慢。从而根据患者素体强弱，年龄大小，乳癖生长时间长短，肿块及结节大小多少，质硬程度等不同，鉴别施治。体虚者则以补而行气，体壮者则以消而化之，但均采用活血通络，下调冲任，上疏乳脉之法。自拟一主方，按人体虚实不同，配伍加减，内服施治，同时拟一外治方，局部敷药，往往捷效。

【验方】

内服主方："乳癖消坚汤"加减施治。

夏枯草 15g，醋青皮 7g，浙贝母 9g，全当归 10g，大赤芍 9g，炒桃仁 9g，南红花 6g，炮甲珠 9g，厚昆布 15g，紫海藻 15g，白芷片 7g，路路通 7个。水煎服。

【加减】

1. 体质虚者，必加生黄芪 30～50g，陈皮丝 9g。

2. 体质壮者，加山慈菇 7～10g，生麦芽 15～20g，川牛膝 9g。

如有其他明显兼证，可灵活加味。

外用敷方：自拟"通络散"以结散。

炮甲珠 10g，浙贝母 10g，当归尾 10g，大赤芍 15g，橘络 9g，白芷 7g，皂针 9g。共为细末，用大白纸（俗称棉纸），按乳癖大处剪三层，先将鸡蛋清涂于纸上，再将药面撒于蛋清上面，敷贴于患处，每日 1 次。

乳癖属于慢性疾病，施治法则，宜"慢病缓治"，初则连服，以待病情明显好转后，可改为隔日 1 剂，症状基本消失后，则可停药，禁忌七情，愈后永不再发。轻者 3 周可痊愈，重者月余则愈。

乳 房 发 胀

乳房发胀是针对妇女不在哺乳期和未婚女性而言的。乳房不红不肿，亦无热痛，只是发胀，尤以经前或经行期为甚，平时发胀者亦不少见。经期乳胀与月经失调有关，平时乳胀则是冲任之气上逆所致。

一、经期乳胀

【验方】经期服药,方用"逍遥散"加减施治。

醋柴胡 9g,土白术 15g,全当归 10g,炒白芍 15g,白茯苓 13g,粉丹皮 10g,焦栀子 6g,炒麦芽 30g,川牛膝 9g,炮干姜 2g,水煎服。

【随症加减】

1.痛经明显者,加醋延胡索 5g,炒灵脂 7g(包煎),茜草根 9g。

2.经量过多者,加益母草 15g,荆芥炭 9g,生蒲黄 10g(包煎)。

二、平时乳胀

【治则】宜用消食伐胃,冲伐逆气之法治之。

【验方】自拟"麦芽降逆汤"内服施治。

炒麦芽 50g,生山楂 9g,大赤芍 9g,川牛膝 10g,水煎服。

一般 2～4 剂,症减则药止,日渐自愈。

断　　乳

断乳,亦称"闻乳""闻奶"。临证常见者,多为产后或哺乳期的妇女,表现为乳汁旺盛,乳房胀甚或憋痛。为减少痛苦,或由于某种原因,不需哺乳者,都来就诊并要求服药断奶。一般有以下三种情况。

1.产后或哺乳期,体质壮,乳汁充沛,哺婴有余而乳房胀痛较重者。

2.产后乳汁良好,其婴儿夭亡,或哺乳期奶足,其小孩夭折,无喂奶对象而乳房憋胀甚者。

3.小孩满周岁之后,其母不需或不愿哺乳而乳汁尚多,或有憋胀痛感者。

断奶虽为乳汁旺盛,乳房胀痛一证,但不可认为无证可辨。根据上述妇女的表现,确属一般有余之证,应以"胞宫与乳疾的关系"加以辨认其素体有无血热化乳的变化。因而,常采取"实则消之"之法。化乳为血,下引归经,有热者宜采用"热则清之"之法,制其妄行,并按其他各异,拟一方,所服药量不同,服而不伤,待其乳汁减少,乳房胀痛消失,药则停止,即可断乳,屡验多效。

【验方】自拟"麦芽回乳汤",按其不同,分别内服。

炒麦芽 70g,炒桃仁 6g,南红花 5g,大赤芍 6g,泽兰叶 7g,细木通 7g,

川牛膝 9g。水煎服。

服法：上述第一种情况，每日 1 剂，1 剂煎 2 次合一起，分 6 次，早晚各服 1 次，一般 2 剂后乳汁减少，胀痛消失，即可停药。

上述第二种情况，每日 1 剂，1 剂煎 2 次合一起，分两份，早晚各服 1 次，连服 2～3 剂，以待乳汁明显减少后停药，3～5 日即可断乳。

上述第三种情况，每日 1 剂，1 剂煎 2 次合一起，分 2 次，早晚各服 1 次，3 剂后可断乳。

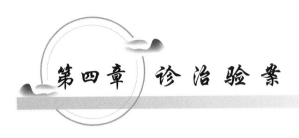

第四章 诊治验案

厥 心 痛 案

案一 厥心痛——自拟柴丹参苓桂枝汤案

翟某,男,57岁,干部。

病史:患者于春节开始自觉胸闷,逐渐阵发刺痛,数秒或数分钟缓减,每月3~5次,多在劳累或心情不畅时发作,至今已达三个月之久。患者于三日前夜间突然疼痛加重,阵发性剧痛,发作频繁,伴恶心,但未吐,左上下肢麻木,心悸,烦躁,次日晨起后去某医院就诊,经检查血压正常,心律齐,心电图提示供血不足,诊断为"冠心病心绞痛"。给予亚硝酸异戊酯、双嘧达莫(潘生丁)、维生素C等治疗,三日未见缓减,遂求中医诊治。

初诊:胸闷刺痛,发作频繁,心悸,气短,恶心,口干苦,疲倦乏力,舌质淡红,苔白薄,脉弦略数。此为肝郁脾虚,心阳不振所致,诊为"厥心痛"。

治则:疏肝益气,宣脾振心。

方药:自拟"柴丹参苓桂枝汤"内服施治。

醋柴胡9g,丹参9g,党参15g,茯苓13g,桂枝7g,半夏9g,瓜蒌15g,生龙骨25g(先煎),生牡蛎27g(先煎),广木香7g,生姜3片。水煎服,连3剂。

二诊:服上药3剂后,疼痛次数减少、减轻,但仍感胸闷,心悸,恶心,纳呆,仍按上方加香附9g,焦山楂10g服之。

三诊:上方连服8剂,胸闷痛症状消失,心悸平,食欲精神显著好转,又以上方稍作加减,改为隔日天1剂,共服6剂,一切正常。

案二 真心痛——自拟益气通脉汤案

陈某,女,49岁,工人。

病史：患者近一周因胸骨后持久性剧烈疼痛，持续不断而入院。患者于入院前一天下午3点左右在工作中突发心前及心窝部剧烈疼痛，并向颈及左肩部放射，伴有心悸，气短，出汗等症状，于次日清晨急诊入院。检查：体温36.1℃，血压170/110mmHg，脉搏97次/min，红细胞沉降率32mm/h，白细胞12.5×10⁹/L，中性粒细胞0.78，淋巴细胞0.11，单核细胞0.05，心电图提示：S-T段抬高。诊断为"急性广泛前壁心肌梗死"。入院后患者曾用双嘧达莫等药治疗，并同意结合中药内服。

辨证：患者心胸剧烈疼痛，其痛彻背，持续不止，自汗神疲，面色苍白，心慌气短，舌质紫暗，苔白黄且腻，脉沉弦紧。此为气虚血瘀，心脉痹阻所致。

治则：宜补气通阳，疏络宣痹。

处方：自拟"益气通脉汤"内服施治。

红人参10g（另煎），紫丹参15g，醋延胡索7g，白茯苓13g，桂枝尖9g，制香附10g，橘络9g，焦山楂10g，炙甘草6g。水煎服。每剂煎2次，5小时服1次。

二诊：药后心胸疼痛显减，心悸平，气短消失，但自觉口干舌燥，故在原方基础上加麦冬13g，沙参10g，以增液和营，连2剂，改为早晚各服1次。

三诊：胸痛止，精神好转，上方稍作加减，共服16剂，诸症自除，病情稳定，故予以出院。

案三 胸痹——自拟柴胡枳实薤白汤案

李某，女，53岁，干部。

病史：近1个月以来胸闷不舒，胁满刺痛，心悸心烦，纳减，乏力。于上周与某人因事大闹口角后，当夜即出现胸心憋痛，心慌气短，胁痛加重，不思饮食，大便秘结等症状，逐日病增，故而求诊。切脉沉弦略数，望其舌质暗红，苔薄白且干，面颊潮红。此为肝气横逆，上冲于胸，心阳脉阻所致，称为"胸痹"。

治则：宜肝降逆，通络镇心。

方药：自拟"柴胡枳实薤白汤"加减施治。

醋柴胡9g，炒枳实9g，全瓜蒌15g，薤白9g，半夏9g，茯苓13g，桂枝7g，党参15g，生龙骨25g（先煎），生牡蛎27g（先煎），生大黄6g（后下），生姜3片。水煎服，连3剂。

二诊：药后心胸憋痛消失，胁痛已减，大便通下，食欲稍增，但仍心悸，心烦，偶感气短，舌质转红，苔较滑润，再以原方去生大黄，加珍珠母 16g（先煎），焦山楂 10g。再 3 剂。

三诊：连 3 剂后，改为隔日 1 剂，共 14 剂，痊愈。嘱其日常勿怒禁忧，以免复病。

按：上述病证之发生与发展，内因多由心阳气虚，气虚血易瘀，脉络不畅所致，外因常由过劳或善怒所引起。施治法则，主要是益气通阳，活血理脉，气盛脉通则愈，如常因善怒而致病者，治当疏肝振心，肝气条达，诸脉郁解，其病则愈。但需注意的是，运用益气之剂时，应加活血之品，其药量不宜太过，疏肝者，且忌伤阳，其要在于加生津之味，以佐养心。倘若遇急性发作者，勿忘速刺"十宣"，及时进药，此法可使患者转危为安，此乃经验之谈也。

心律不齐案

云某，男，51 岁，干部。

主诉：2 年来心悸时作时休。

某医院检查：血压 128/92mmHg。心电图示：频发期前收缩。

诊断：心律不齐。

主证：心悸，胸闷善叹息，气短有时气急，大便干燥。舌质淡红，苔薄白，脉小弦而结代。

辨证：此为气血亏耗，心失所养，以致心阳不振，气血失于调畅所致。

治则：宜用补心气，养阴血，通心阳，佐以理气活血之法。

方药：选"炙甘草汤"化裁内服。

炙甘草 10g，白党参 15g，白茯苓 12g，嫩桂枝 7g，炒白芍 13g，生地黄 15g，麦冬 12g，阿胶 9g（烊化），大麻仁 10g，大枣 10 个。水煎服，连 4 剂。

二诊：药后心悸略减轻，气急消失，大便通畅，但尚有胸闷太息的症状，切脉小弦，时而结代，故在原方的基础上减大麻仁，加香附 9g，紫丹参 9g，水煎服，连 8 剂。

复诊：诸症明显减轻，切脉结代稍见，效不更方，原方略作增减，巩固疗效，共服 30 余剂，其证消失，切脉转缓，无结代表现。

复查：心电图示正常；血压 130/83mmHg。

按：心悸多属虚证。本例患者之心悸是由于气血亏耗，心失所养，导致心阳不振，气机失调，故有心悸气短，有时气急，胸闷太息，脉现结代等表现。余选用炙甘草汤加减，稍佐理气活血之品。党参、炙甘草可益心气，桂枝可温通心阳，麻仁可润燥，佐香附可开郁，丹参可活血通络，诸药合用，共奏调和气血之功，重点在于补心通阳，心阳通，气则复，其脉结代则可消失，心悸自可止。此证乃心阳不足所致，非痰湿内阻气滞之故。虚实悬殊，辨证清晰，其证始得痊愈也。

心律失常案

李某，男，59 岁，干部。

病史：心悸气短反复发作已 3 年，多在晚间出现，时有心前区隐痛和压迫感，并觉全身乏力，烦躁失眠。经某医院检查，诊断为"室性期前收缩，兼有二联律形成"。曾服多种抗心律失常药物治疗无效。特请中医诊治。

望其形体一般，面色淡而颧红，舌质稍青，苔白薄，闻及气息微促，问同上述，切象结代。其症状表现为饮食不振，胃满胁胀，口苦咽干，大便干燥，白天嗜睡，夜间不寐等。此为肝郁脾虚，心阳不振之故。

治则：宜用疏肝益气，通脉振心之法治之。

方药：自拟"柴平益心汤"内服施治。

醋柴胡 9g，姜厚朴 10g，炒枳实 9g，生大黄 6g（后下），紫丹参 9g，白茯苓 13g，嫩桂枝 7g，白党参 17g，麦冬 12g，生牡蛎 25g（先煎），焦山楂 10g，生姜 3 片。水煎服，连服 3 剂。

二诊：药后大便通畅，胃胀减轻，食欲增加，其他同前，故在原方基础上去生大黄，又进 8 剂后，心悸不显，烦躁减轻，夜能入睡，精神好转，脉结代不显，上方再进 8 剂，诸症消失。1 个月后复查，心电图示：大致正常。

按：心律失常与脉象结代基本相符，根据患者主诉，本证属于肝气有余，导致脾虚，故而引起心阳不振，其症状表现为脉结代，自觉心悸气短等。因而治宜用疏肝解郁，益气振心之法，使肝气条达，脾气健旺，心得其养，气血调和，则可使患者渐复正常而愈。

肺 痈

案一 肺痈——自拟瓜蒌柴芩汤案

李某，男，41 岁，电线厂工人。

主诉：发热，咳嗽，咽干痛 5 天。

病史：曾经某医院检查：体温 37.8℃，脉搏 87 次/min，血压 140/85mmHg，呼吸平稳，咽部潮红，左侧下颌压痛明显。心肺（−），肝脾（−），其他无特殊所见。结合血液检查，初步诊断为"急性扁桃体炎"。给予抗菌消炎药物治疗一周，病情不但没有改善，反而持续高热，体温高达 40℃ 左右，伴咳嗽频作，咳脓血痰，胸痛，纳减等，并出现寒战，每日 2～3 次，病体呈现虚弱之状。反复查血均未找到疟原虫；两次血培养结果均呈阳性。因患者相当虚弱，故请中医治疗。

初诊：患者咳嗽不已，右胸憋痛，咳吐脓痰，呈粉红色，闻而腐臭，伴寒热往来，发热汗出，口咽干渴，不欲饮食，精神疲倦，小便量少而色黄，大便秘结等症状，且自觉胸中灼热。望其颜面暗红，舌质发绛，苔厚干燥，切脉浮滑而数，病情较重。据此诊断为"肺痈"。

治则：宜用清热化痰，解毒消痈之法。

方药：自拟"瓜蒌柴芩汤"内服施治。

全瓜蒌 18g，北柴胡 10g，酒黄芩 9g，板蓝根 15g，生大黄 7g（后下），川黄连 5g，金银花 15g，青连翘 12g，蒲公英 15g，浙贝母 9g，生石膏 25g（先煎），生甘草 6g。水煎服，连 3 剂，每剂煎 2 次，早午晚各服 1 次。

二诊：药服后症状减轻，体温 38.7℃，故在原方基础上减生大黄，加焦山楂 13g，再 3 剂，改为早晚各服 1 次。

三诊：病情明显好转，体温下降，晨测体温 37.3℃，午测体温 37.8℃，寒战消失，汗出减少，痰色由淡红转黄，痰臭不显，饮食可进，胸痛已减，舌苔见退，稍见干黄，切脉浮滑，次数减少。效不更方，上方稍作加减再进。

全瓜蒌 15g，化橘红 9g，北柴胡 9g，酒黄芩 7g，浙贝母 9g，金银花 15g，青连翘 10g，天花粉 10g，路路通 9g，太子参 7g，生甘草 6g，炒枳壳 10g。水煎服，连 3 剂，早晚各服 1 次。

四诊：诸症显著减轻，体温上午正常，下午 37.5℃ 左右，食欲增加，纳化良好，二便正常，口干渴症状消失，精神好转，微咳痰少，舌苔消退，切脉略滑数。随以上方再进 3 剂，之后改为隔日 1 剂，又 10 剂，复查结果正常。汤药停服，考虑肺热伤阴，故改用"养阴清肺丸"，每早晚各服 1 丸。患者自觉无恙，随即出院。半月后随访，恢复如常。

按：该患者所患之证为素体蕴热，风热邪毒袭肺所致，肺气失宣，热郁肺络，故而发咳。咳而不清，痰热壅盛，热结于胸，痰液化脓，气味腐臭均为肺痈之常见表现。治宜用清热宣肺，化痰消痈之法。所以，选用清热解毒之品，组方配伍，使肺得宣降，痰热下行，肺热毒清，故而速愈。同时证明，该证治之及时，尚未到达"肺痈吐脓血者，难治"程度，也说明了病发早治之效。

案二 肺痈——自拟方案

罗某，男，23岁，工人。

主诉：恶寒、发热、咳嗽3个月。

病史：患者初起症状为恶寒发热，咳嗽，自以为是感冒，曾服羚翘解毒丸1周，其证不减反而加重，始往某医院诊治，诊断为"肺化脓症"，经治疗后热退，他证亦减，但仍有咳嗽，吐少量血痰，胸时痛，汗出，纳呆，乏力，消瘦等表现，因而出院，求中医治疗。

望其舌质淡红，苔白黄且干，切脉虚细无力。此为热灼肺络成痈，脓消气伤阴亏之故。治宜用益气养阴，健脾生金之法。

处方：生黄芪20g，白人参7g（另煎），土白术12g，炒白芍15g，麦冬10g，川贝母9g，生薏苡仁25g，合欢皮10g，炒远志9g，生甘草5g。水煎服，连3剂。

复诊：药后不显，故在原方基础上加粉丹皮10g，地骨皮10g，连5剂。

三诊：咳嗽稍减，吐脓血症状消失，精神好转，食欲增加，尚有头汗出的表现，此为胸阳不振所致，上方去合欢皮，加炙柴胡5g，炙升麻4g，引经升阳，连4剂，诸症消失。为巩固疗效，予以"补中益气丸"，每早服1丸；"养阴清肺丸"，每晚服1丸。1个月后，形体如常，痊愈。

案三 肺痈——自拟方案

陈某，男，31岁，干部。

病史：患者1周来发热，咳嗽，胸痛，吐痰，痰带脓性。昨日去某医院检查：胸部X线提示：肺部阴影。实验室检查白细胞异常。诊断为"肺化脓症"。欲予青霉素治疗，但因患者皮试反应过敏，故求中医诊治。

望其舌质红暗，苔黄白薄干，问其症状如同上述，切脉浮数。此为热传于营"脓已成"之肺痈。宜用清热解毒排脓之法治之。

处方：芦根40g，金银花20g，生薏仁30g，冬瓜仁15g，浙贝母9g，炒桃仁9g，天花粉10g，桔梗9g，生甘草6g。水煎服，连2剂。

二诊：药后，胸痛大作，咳嗽加剧，突觉胸中灼热，随吐脓血半碗，少顷证减，复进 2 剂，夜睡安宁，发热减轻，胸痛消失，尚咳少量脓血，且有乏力少气之感。切脉数减缓而无力。此为痈溃脓出，气阴两伤之故，故在原方基础上去炒桃仁、浙贝母，加生黄芩 20g，白人参 7g（另煎），生白芍 13g，连 2 剂。

三诊：脉缓苔减，精神见复，但仍吐脓血少许。故宜用益气理肺养阴之法。

处方：生黄芩 18g，白人参 6g（另煎），生薏苡仁 20g，川贝母 9g，麦冬 10g，牡丹皮 9g，荷叶 9g，桑叶 9g，青竹茹 10g，生甘草 6g。水煎服，连 4 剂，症消神复纳常，痊愈。

案四 肺痈——自拟方案

李某，男，47 岁，木工。

病史：患者既往健康，突然出现恶寒发热，咳嗽吐黏痰，胸部憋闷阵发刺痛，纳减乏力等证，日益加重。发病 1 周，未曾医治。

望其苔白薄黄，切脉浮数有力。此为风热犯肺所致，疑似"肺痈"，故以嚼黄豆法验证，患者未觉有豆腥气味；又以验舌法试之，望其舌下两侧青筋现有两粒黄豆大紫色颗粒，问而得知其下肢两胫有疼痛之感，始确诊为"肺痈"脓未成之证。宜速用清热解毒之法治之。

处方：金银花 25g，青连翘 20g，霜桑叶 10g，浙贝母 9g，苦桔梗 9g，酒黄芩 6g，炙桑白皮 10g，瓜蒌皮 10g，生薏苡仁 20g，生甘草 6g。水煎服，每 5 小时服 1 次。

二诊：服药 7 次，2 天后，患者恶寒发热症状明显减轻，痰减，纳增，效不更方，改为早晚各服 1 次，3 日后，诸症消失。患者体壮，且确诊无疑，用药迅速，故效捷而愈。

咳 血 案

案一 咳血——自拟人参紫菀汤案

李某，男，37 岁，木工。

病史：咳血一年余，时轻时重，曾去某医院检查诊断为支气管扩张，治疗无效。今月余咳则血出，量多色红并带黏液。

望其舌苔白黄且干，问而知其咳血症状夜轻昼重，并伴有口鼻咽干，胸闷时痛等,切脉浮滑略数。此为日久过劳,肺气受损,化热伤络,肃降失司之故,咳逆则使出血。治宜益气清肺,化热养阴之法。

处方:自拟"人参紫菀汤"加减施治。

白人参 7g(另煎),炙紫菀 10g,粉丹皮 10g,炒杏仁 9g,炒枳壳 9g,川贝母 9g,麦冬 10g,生藕节 10g,焦山楂 9g,生甘草 6g。水煎服,连 3 剂。

复诊:药后疗效不明显,余坚信治则,故以原方再进 3 剂,嘱其休息。

三诊:咳血减少,胸部闷痛减轻,大便稀,一日 2~3 次,故在原方基础上去杏仁、炒枳壳、麦冬,加白茯苓 12g,炒白芍 15g,生姜 3 片,服 3 剂。

四诊:诸症消失,为了巩固疗效,继续休息 1 个月,给予"补中益气丸",每早服 1 丸,以"培土生金";给予"养阴清肺丸",每晚服 1 丸,以求阴盛制热之功,连服 1 个月。2 个月后因患外感前来就诊,诉咳血未再复发。

案二　咳血——自拟茅根地黄汤案

苏某,女,49 岁,教师。

主诉:咯血 3 日。

病史:问其病史,既往健康,而于近日,由于工作所需,说话过多,感到疲劳,前天早起后突然血从口出,色红伴痰不多,3 日来,每天咳血数十次之多。昨日去某医院检查无所见。

望其舌质红,苔白干,切脉滑数,其他无明显异常。脉证合参,余认为此证为肺阴耗损,清肃失司,血热离经所致。治宜用清肺养阴,凉血理气之剂内服施治。

方药:自拟"茅根地黄汤"内服施治。

白茅根 30g,细生地 12g,粉丹皮 10g,麦冬 10g,天花粉 9g,炒知母 10g,生藕节 12g,青竹茹 10g,炒枳壳 9g,生甘草 5g。水煎服,连 2 剂。

二诊:药后血止,但诉全身乏力,口干欲饮,故在原方基础上加辽沙参 13g,生白芍 15g,连 3 剂,诸症消失,给予"养阴清肺丸"20 丸,早晚各服 1 丸,一切如常。

附　吐血——自拟枳黄栀子汤案

刘某,男,31 岁,工人。

主诉:近 1 个月以来胃部隐痛,昨日突然呕吐大量血液,至今已有 6~7 次。

触按胃部压痛拒按,望其舌苔白黄,切脉沉弦。详问知其初呕时血色发暗而稍兼食物,伴呃逆,胃部振痛,自觉灼热感,不欲饮食,大便正常。此为饮食所伤,日久积热,热迫血壅上逆所致。

治则:宜用导滞消积化热之法。

方药:自拟"枳黄栀子汤"加减施治。

炒枳实 10g,生大黄 7g(后下),焦栀子 7g,焦槟榔片 10g,生赭石 15g(先煎),生白芍 13g,青竹茹 10g,茜草 9g,焦山楂 10g,水煎服,连 2 剂。

复诊:药后胃痛减轻,尚有呃逆,呕吐血量减少,色鲜淡,不欲饮食,故在原方基础上加醋柴胡 9g,姜厚朴 10g,再 2 剂。

三诊:两日来未呕血,纳增,口干欲饮,大便现溏,故在上方基础上去生大黄、生赭石,加麦冬 10g,又 2 剂,诸症消失而愈。

哮 喘 案

案一 哮喘——麻杏石甘汤加减案

冯某,女,41 岁,干部。

主诉:三日来突发咳嗽喘息,日益加重。昨晚一夜不能平卧,胸憋气促,无痰,无寒热,既往无恙。

望其苔白薄,切脉浮紧,其他察无所见。此为风寒袭肺,气滞不宣所致。

治则:宜用辛温宣肺,理气平喘之法治之。

方药:选"麻杏石甘汤"加减施治。

生麻黄 9g,炒杏仁 10g,苦桔梗 9g,生甘草 6g,生姜 3 片,生石膏 20g(先煎),陈皮丝 9g,炒枳壳 9g。水煎服,连 2 剂。

药后汗出,喘息稍平,当晚即能平卧,次日喘止。此属现发,邪驱则愈,故此停药。

案二 哮喘——自拟益气宣肺清热汤案

陈某,男,47 岁,工人。

病史:患者患哮喘十余年,夏轻冬重,遇劳累、急躁、外感则诱发,久治无效。今因过劳,一周来加重,夜不得卧,食欲欠佳,精神不振,全身乏力,故而求诊。

望其两颊颧红,唇绀,喉中痰鸣,喘促气短,语言不能连贯。自言胸憋,难以呼畅,昼夜咳痰不止,量多,咳而不利,舌质红,苔黄薄腻。此为肺伤热蕴,气道滞塞,逆而不降所致,故成斯疾矣。

治则:宜用益气清热宣肺,平胃化痰之法。

方药:自拟"益气宣肺清热汤"内服施治。

白党参 15g,生麻黄 7g,炒杏仁 9g,炙桑白皮 9g,姜半夏 9g,川贝母 10g,炒知母 10g,炙紫菀 9g,姜厚朴 10g,炒枳壳 9g,生甘草 5g,生姜 3 片。水煎服,连 2 剂。

二诊:药后患者可平卧,喘息好转,痰涎减少,故在原方基础上加焦山楂 10g,复进 2 剂,诸症则平。念其咳喘日久,为巩固疗效,必"培土生金"。

改拟"参术茯苓汤"内服施治。

白党参 15g,土白术 12g,白茯苓 12g,姜半夏 9g,春砂仁 7g(后下),炒白芍 13g,炙紫菀 10g,川贝母 9g,炒远志 9g,五味子 7g,炙甘草 6g,生姜 3 片,大枣 5 枚。水煎服,每日 1 剂,连服 30 余剂,形如常人。继改"人参健脾丸",每早服 1 丸,"麦味地黄丸",每晚服 1 丸。半年余,至冬未复发。此乃"慢病缓治求本"之理也。

案三　哮喘——麻杏石甘汤加减案

张某,男,51 岁,干部。

主诉:三年前因患感冒咳嗽未曾治疗,继发气短喘息,仍不以为然,逐渐加重,今年去医院检查诊断为"轻度肺气肿"。

病史:患者自发病三年来,四季不轻不重,喘息不愈,今并感冒,诸症加重。日夜咳嗽不平,胸憋食减,痰涎壅盛,全身乏力,不能坚持工作。其脉沉滑,舌质暗,苔白薄干。此为风寒伏肺,久而不宣,肺失肃降,正逆交错所致,故而咳喘不止,长此以往,寒则化热,寒热蕴结,痰湿内生。此为慢性伤肺所致,故症状不轻不重,但若加以诱发,则症必重。

治则:初宜清宣,再用益肺化痰之法。

方药:选"麻杏石甘汤"加减施治。

生麻黄 7g,炒杏仁 9g,生石膏 16g(先煎),桂枝尖 5g,炙紫菀 9g,炒枳壳 9g,苦桔梗 9g,莱菔子 9g,姜厚朴 10g,焦山楂 10g,生甘草 6g,生姜 3 片。水煎服,连 2 剂。

二诊:药后咳嗽减轻,食欲增加,痰涎减少。但觉神疲乏力,故在原方基础上减莱菔子、焦山楂,加白党参 16g,炒远志 9g,炒白芍 15g。复 3 剂,诸症明显减轻,为巩固疗效,稍作加减,共服 10 余剂,痊愈。

案四　哮喘——补中益气汤加味案

翟某,男,52岁,工人。

病史:咳嗽而喘息近五年,不轻不重,未曾治疗至今不愈。前几天因劳累过重,故而气短喘息,渐而昼夜冷汗自出,尤以黎明为甚,头汗如洗,全身乏力,食欲缺乏。

望其舌质淡红,无苔少津,问及语言低微,切脉浮而无力。此为中气不足,肺阳虚微,内伤所致。

治则:宜用补气升阳敛肺之法。

方药:选"补中益气汤"加味内服。

生黄芪、炙黄芪各9g,白党参18g,土白术16g,陈皮丝9g,全当归10g,炒白芍13g,麦冬10g,五味子9g,炙柴胡5g,炙升麻4g,生姜3片,大枣5枚。水煎服,连2剂。

二诊:药后喘息稍平,其他同前,原方不变,复进3剂。

三诊:气短喘息明显减轻,汗出亦少,精神好转,食欲增加,脉浮转缓,舌苔津生,此为脾肺之气大增之故。效不更方,又连服5剂,诸症则平。为巩固疗效,改用"补中益气丸",每早晚各服1丸。半月之后随访,一如常人。

按:哮喘一证,因病因不同,新久各异,故施治也不一样。例一为现发风寒袭肺,肺气寒而不宣,故而哮喘,治宜辛温散寒,寒宣则肃降如常,所以速愈;例二亦属风寒袭肺,但久而化热,肺失其宣,故而夏轻冬重,若遇重寒,与热相连,则反复发作,久而不瘥,形成慢喘。其治必宜用益气清宣之法,气升则其肺得肃宣,收效之后,仍须培土生金,故要多服,同时需补肾壮水,以水制约相火上炎,哮喘方可渐瘥;例三哮喘亦为慢性,寒热蕴结,湿痰内生,以致伤肺,治宜宣肺化痰,痰去湿消,肺气得复,故而瘥愈;例四咳喘,初患不以为然,虽为不轻不重之证,但日久则伤其肺原,肺气不固,遇劳则犯,故而汗出如洗,哮喘缠绵,治宜用补中益气之法,上达肺宣,肃降得宜,何而不瘥?

此乃证同而因不一,各治其本也。

悬　饮　案

案一　悬饮——自拟疏利化饮汤案

常某,男,37岁,工人。

病史：患者一周前，突发身热恶寒，头身疼痛，咳嗽吐痰，胸憋刺痛，自认感冒，日服姜汤，近日寒热往来，口苦咽干，咳嗽胸痛，纳呆欲呕。

望其苔白，切脉弦数。此为肺热外感寒邪，病郁少阳，气冲于胸，饮液不宜所致，治宜用和解疏利化饮之剂内服施治。

北柴胡9g，炒黄芩6g，姜半夏9g，白茯苓13g，党参15g，瓜蒌15g，炒枳壳9g，苦桔梗9g，炙桑白皮9g，葶苈子7g（包煎），生甘草5g，生姜3片。连2剂，水煎服。

二诊：药后诸症显减，但发热汗出口渴，故在原方基础上加生石膏15g（先煎），生白芍13g，复进2剂。

三诊：自觉痊愈，切脉略弦，此为邪散饮消之征，故停药使其自复。

案二　悬饮——自拟养阴汤案

刘某，女，23岁，售货员。

病史：患者发热三天，即到某医院诊治，体温38.3℃左右不降，并伴咳嗽胸痛，收住医院治疗。经检查后，诊断为"急性胸膜炎"。给予注射消炎药物和输液等对症治疗，一周后体温下降至正常。但患者仍有咳嗽，左胸胁刺痛，骨蒸发热之感，伴汗出，纳呆，乏力，日渐消瘦。复经检查，诊断为"结核性胸膜炎"，予以抗结核等药物治疗。1个月后症状减轻，出院休养。但自觉未愈，求中医诊治。

发病和治疗同上。今之主要症状为左侧胸胁疼痛明显，伴午后潮热，自汗，咳嗽气短，干咳少痰，口咽干燥等表现。

望其面白颧红，舌质淡，无苔且干，切脉滑数无力，其他无明显异常。此为邪热伤阴，肺气不利，虚热内蕴之故。

治则：宜用养阴生津，理气化热之法。

方药：自拟"养阴汤"加减施治。

细生地12g，辽沙参15g，白人参7g（另煎），橘络9g，瓜蒌皮10g，麦冬10g，炒知母12g，生白芍15g，苦桔梗9g，粉丹皮9g，川贝母9g，生甘草5g，生姜3片。水煎服，连3剂。

二诊：药后不显，患者纳化欠佳，精神不振。确认病及于脾，勿腻于土，以利生金，故在原方基础上去生地、知母、桔梗，将白人参改为9g，加生山药15g，鸡内金10g，连进3剂。

三诊：食欲增加，其他同前，效不更方，又10剂后，胸痛减轻，精神好转，饮食如常，此为其本，诊其脉象数减，仍按原方，随症加减，连进10余剂，诸症明显减退。后改为隔日 1 剂，三个月后自觉诸症消失，察无所见，痊愈。

乳 蛾 案

案一 乳蛾——自拟泻火降沸汤案

史某，男，17 岁，学生。

主诉：发热 3 天，咽喉干痛。

压舌望喉，见喉核红肿，舌苔白干，问而知其纳减，便秘，尿赤，切脉浮滑而数，测得腋温为 38.7℃。此为肺胃热壅，上蒸于喉所致。

治则：惯以"釜底抽薪"之法。

方药：自拟"泻火降沸汤"加减施治。

芦根 30g，大生地 12g，生大黄 7g（后下），化橘红 7g，川贝母 9g，麦冬 12g，金银花 13g，全当归 9g，细木通 9g，天花粉 9g，瓜蒌仁 9g，玄参 10g，甘草 5g，生姜 2 片。水煎服，连 2 剂。

复诊：药后大便 2 次，热退痛止，望其喉肿消稍红，脉象数减，故在原方基础上去生大黄，再服 2 剂，痊愈。

案二 乳蛾——养阴清肺汤案

刘某，女，15 岁，学生。

病史：患者两年多来咽喉干痛，时轻时重，有时突然发热，咽痛加重，经医院检查后诊断为"慢性扁桃体炎急性发作"，给予青链霉素肌注，数日后症状减轻，但经常有咽干，便秘，尿赤等表现。

望其舌苔白薄且干，切脉沉弦略数。此为肺胃郁热，久伤津乏之故。

治则：宜用养阴清肺之法。

方药：选"养阴清肺汤"加减施治。

细生地 15g，麦冬 12g，生白芍 12g，黑玄参 10g，粉丹皮 10g，辽沙参 12g，炒知母 10g，青连翘 10g，酒大黄 6g。水煎服。

4 剂后，咽干消失，大便通畅，小便清利，故在原方基础上去酒大黄，复进 4 剂，又以"养阴清肺丸"，早晚各服 1 丸，两周后停药，诸症消失，未再复发。

按：乳蛾，多为肺热上蒸于喉所致，其常规治疗是用清肺热之法与方药。余验证略，急性者，若以"釜底抽薪"之法，使其邪下降，则肺热必清，其效亦速，故不用清肺热之法和方药，更不用诸如豆根之类的苦寒之品，亦不用桔梗利咽，因桔梗虽有载药上浮之功效，但亦有载"火"上达之弊。慢性乳蛾之证，多为肺郁津伤之故，更不应用苦寒凉药以清热，因寒而郁其热则聚，故难痊愈。所以，常用甘寒养阴之法，以制其火邪，此乃医之理也。

半身不遂案

案一　中风不语半身不遂——补阳还五汤案

患者，男，63 岁，干部。

患者在下班回家，步入室内的过程中，突然昏倒在地，不省人事，牙关紧闭，两手紧握，鼻鼾，流涎，左半身上下肢不能举起，少顷，被护送至医院。经检查：血压 210/130mmHg；心电图示：窦性心律，心肌劳损，左心室传导阻滞。诊断为"脑出血"。患者经治疗数日后渐醒，但遗患左半身偏瘫，面肌麻痹，说话不清等。治疗两月余，未见好转则出院。

诊治：望其形体胖，颜面潮红，舌质紫红，苔白薄腻，闻及气粗，轻度痰声，问不能语，切脉沉弦略数，左上下肢痿软，不能举动。脉证合参，患者形胖，胖则气虚，气虚血热，热则耗血，血耗则瘀，循行失常，平素虽无大恙，久而久之，心脑失养，如无基之墙，故有猝然昏仆倒地，不省人事等。虽经药救渐醒，但其气仍虚，血瘀仍存，经络受阻，筋脉失荣，所以后遗病证，据此诊断为"中风不语半身不遂"。

方药：选"补阳还五汤"加减施治。

生黄芪 80g，全当归 9g，大赤芍 7g，紫丹参 9g，炒桃仁 7g，南红花 7g，炒地龙 6g，川牛膝 9g，桑寄生 10g，桂枝尖 6g，焦山楂 9g。水煎服。

内服药 20 剂后，面红消失，舌质变红，呼吸平息，上肢能举起，手可握物，下肢亦能伸屈，效不更方，原方又服 30 剂，已能持杖行走，其他症状接近正常，血压 170/95mmHg。为了巩固疗效，上方每隔 1～2 天一剂，2 个月后随访，患者生活已能自理，嘱其加强锻炼，不要过劳，饮食少盐，禁忌油腻，妥善调养，则可恢复健康。

案二　半身不遂——外用皂角内服补阳还五汤案

牛某，女，56 岁，家庭妇女。

病史：患者突然昏仆倒地，家人呼之不应，少顷苏醒，扶起时发现其口眼㖞斜，右半身瘫痪，后护送至医院。住院检查：血压 80/150mmHg，其他无所见。诊断为"低血压""脑血管痉挛"。经西医药治疗 50 余天，未见好转则出院。

诊治：望其面色黄白，口眼㖞斜，舌质淡红，无苔，闻其呼吸声微，问之语言謇涩，神志清晰，睡而不寐，食欲中等，大便干燥，小便量少，切脉沉细无力，四肢不温，右上肢痿软不举，手不能握，右下肢不能屈伸，其他无明显异常。

脉证辨因：元气渐亏，阳气虚，阴血少，日久百骸空虚，心阳不振，失其上达，故突发头晕，昏仆倒地，此乃晕证为主，其因"十晕九虚"也，虽然少刻气复自醒，但元气仍虚，气虚血亏，或偏左，或偏右，所以遗患口眼㖞斜，半身不遂之证。

治法：内外兼施。

外用法：皂角为末，陈米醋调为浆糊，涂于口角部，左斜敷右，右斜敷左，干则更换，不断涂敷。

内服方：选"补阳还五汤"加减施治。

生黄芪 120g，白党参 15g，全当归 9g，川芎片 7g，鸡血藤 10g，炒白芍 15g，怀牛膝 10g，桑寄生 10g，陈皮丝 9g。水煎服。

外用一周，口眼㖞斜明显好转。内服 20 余剂，患者周身有微痛感，两手背轻度浮肿，认为乃药效之故，上方黄芪减用为 100g，加川独活 9g，口防风 7g，桂枝尖 7g，连服 15 剂，右上肢能举至肩臂，手能握物，下肢亦能屈伸。按原方又服 20 余剂，上肢握举如常，下肢步行稳健。为了巩固疗效，改用"人参再造丸"，早晚各服 1 丸，并嘱其加强营养和进行适当活动，3 个月后痊愈。

案三　半身不遂——补阳还五汤治合草乌散调案

白某，男，71 岁，放牧人。

病史：患者左半身不遂已达 4 个月之久，未曾治疗。患者郊外放牧时猝然昏仆倒地，不省人事，邻居发现后护送其回家，一直未医治，日益加重，故求余诊治。

诊治：患者主要症状表现为左半身不遂，头摇手颤，汗出，流涎，食欲欠佳，大便干燥，小便失禁，脉象浮缓无力，舌质暗紫，无苔，血压 130/90mmHg，其他无明显异常。此为年老元气渐亏，气虚心痹，痹则血瘀，瘀阻经络所致。患者猝然昏仆倒地，不省人事，醒后元气不能自生，因而脏腑，尤其心、肝、肾、脾日衰，故成半身不遂，其头摇手颤，汗出，流涎，纳呆等症状，皆因元气日益亏虚之故。

论治法则：宜缓补元气，并佐活血之药，使脏腑得以荣养，逐渐恢复，以观后效。

内服方：选"补阳还五汤"加减施治。

生黄芪50g，全当归9g，川芎片6g，大赤芍7g，紫丹参9g，炒桃仁6g，南红花5g，怀牛膝10g，川独活9g，桂枝尖7g，焦山楂10g。水煎服。

服10剂无变化，黄芪加用至80g，15剂后，食欲好转，汗出减少，其他同前。黄芪加用至100g，服20剂后，头摇减轻，右下肢能伸，上肢可举，手仍颤抖。黄芪加用至150g，又服20余剂，汗止，流涎大减，饮食正常，大便畅通，小便自知，且能被扶下床慢步移行，但头仍微摇，手微颤。为进一步巩固疗效，故采用"慢病缓治"之法，改用"草乌散"内服施治。3个月后随访，患者已能持杖行走，生活基本自理，嘱其继续内服中药，加强锻炼，以求痊愈。

口渴日久案

申某，女，49岁，小学教师。

病史：患者口渴不欲饮水，但因口渴干甚又不得不频饮，且日益加重，不仅白天频饮，而且夜睡时常因口渴干醒，亦得饮水津润，故每于睡前将水壶置于枕边，以便渴饮，已一年余未愈，经医院几次检查，血、尿常规等均无异常，亦未作确诊，故来我院就诊。

望其面色不润，舌质红而干少津无苔，闻无所觉，问而得知其口渴干甚而不欲饮水，食欲中等，胃无不适，大便干甚，小便赤短，自觉神疲，夜不入寐，月经未绝，周期前后不定，量少色淡，切脉微细无力。此为阴津亏虚，无液上承，宜用滋阴生津之法，选"增液汤"加味内服。

黑玄参15g，麦冬15g，干地黄20g，何首乌13g，五味子9g，金石斛13g，炒知母13g，白人参9g（另煎），生白芍15g。水煎服，连4剂。

二诊：药后口渴明显减轻，效不更方，原方复进4剂，口渴消失，饮水正常，舌干转润，大便畅通，小便清利，精神正常。为巩固疗效，改为隔日1剂，又3剂，痊愈。

按：口渴之证，饮水不解，实热化燥也，不欲饮水，但因渴而又不得不饮者,乃虚热津亏之故也。若为实证,治宜"实则泻之",则其津自生;若为虚证,则"虚则补之",且须辨阴亏与阴弱之别,阴亏乃津不上承之故,阳弱乃气不生津所致,应详析明辨。

另有一案,某女,年 40 岁,其口渴之证与陈某相同,但少饮则恶心,大便溏,小便白,自汗乏力,其脉浮而无力,舌质色淡,苔白薄,此为中气下陷,津不上承之故,选补中益气汤,加麦冬、五味子内服施治,6 剂则愈。此乃辨证医治之理也。

眩 晕 案

案一 眩晕——补中益气汤案

张某,男,49 岁,干部。1981 年 2 月 4 日门诊。

病史:半年来头晕目眩,黎明自汗,上午较重,倦怠乏力,饮食日减,病情渐增,曾去某院检查,血压 110/80mmHg,其他无明显异常,诊断为"神经衰弱症"。

诊脉浮虚,视舌质淡,无苔,唇红面白,此为心阳不振,脾阳亏虚,不能上荣于脑所致,为气虚头目眩晕之证。

治则:宜用气升阳之法。

方药:选"补中益气汤"加减施治。

生黄芪、炙黄芪各 10g,党参 17g,土白术 13g,全当归 10g,炒白芍 13g,白茯苓 12g,蔓荆子 9g,炙柴胡 5g,炙升麻 4g,大枣 5 个,鲜姜 3 片。水煎服,连 3 剂。

复诊:药后眩晕大减,精神好转,故在原方基础上加炒远志 9g,麦冬 10g。又 3 剂,诸症消失,为巩固疗效,改用补中益气丸,早晚各服 1 丸,半月后患者壮如常人,痊愈。

案二 眩晕——当归补血加味汤案

尹某,女,47 岁,工人。

病史:患者两年来月经提前,量多,经期延长,有时月经淋漓不断或突然血多,色鲜,下腹无不适,其主证为眩晕,多方诊治,均以"崩漏""更年期综合征"治疗,其效不显。

望其舌质淡红,干而无苔,颜面苍白而颊红,问而知其潮热汗出,纳减乏力,切脉沉微。该患者血虚日久,气虚不摄,需补血以治标,补气生血以治本,此为"无形之气能生有形之血"之理也。

治则:宜用补气生血之法。

方药:选"当归补血加味汤"内服施治。

生黄芪 50g,全当归 9g,陈皮丝 9g,炒白芍 13g,银柴胡 9g,地骨皮 10g,炙甘草 5g。水煎服,连 3 剂。

复诊:药后未见疗效,但坚信该法为宜,效不更方,再连进 5 剂,观效。

三诊:患者悦而曰:"眩晕大减,精神明显好转,月经似有似无。"诊脉见缓,但仍无力。今效不更方,共服 22 剂,诸症消失,停药自养。半年后因患感冒就诊时曰:"我身觉无恙,但一直未见月经"。对曰:"您病已愈,这是绝经的表现"。

案三 眩晕——自拟验方案

翟某,男,62 岁,工人。

病史:三年来头晕目眩,时轻时重,食欲正常,多查无所见,久治不愈。近半年疲惫无力,行走晕甚,耳鸣眼花,胃呆纳减,入睡困难,并觉身热心烦。

望其舌质干红无苔,鱼际色红,面红干燥,切脉沉细略数无力。此属为肾阴亏损,肝失所养,虚阳上越所致。其证在上,根源于下,治则求本,大补肾水,则其阳越自消,持此一法治之。

方药:制熟地 25g(砂仁 6g 拌),细生地 13g,净山茱萸 15g,生山药 20g,粉丹皮 9g,白茯苓 9g,泽泻片 9g,炙龟甲 10g(先煎),怀牛膝 12g,麦冬 10g,金石斛 10g。水煎服,连 3 剂。

复诊:其效未显,坚持慢病缓治,嘱患者树立信心,在原方基础上加五味子 10g,紫油桂 2g(后下),以防阴寒之偏。又连服 15 剂,见效,眩晕减轻,步履有力,上方稍作加减。30 剂后,诸症基本消除,改为隔日 1 剂,共服 40 剂,一切正常。

按:以上两例眩晕证,证同因不同,其法必异耳。辨证之点勿错,错则误矣。

头凉怕风案

陈某,男,63 岁,退休干部。

病史：患者自觉头部发凉，并怕风吹，已达三年，初病觉轻，逐年加重，不分冬夏，不仅外出戴帽，睡眠也要用毛巾包头，无其他兼证。某医院检查，血压110/75mmHg，血尿、便常规均无所见，心电图未示异常，无确诊。因而来院请中医诊治。

四诊详察，望其形态，步履正常，而面色微现黄白，舌质淡红，中有裂纹，无苔，闻未所得。详问："头凉怕风，有无汗出？是否黎明头部汗出？"答曰："平素无汗，黎明头汗出，饮食、睡眠等均无明显异常"。切脉浮而无力。此为阳气亏虚，脑失所养之故。

治则：宜用补气升阳之法。

方药：选"补中益气汤"适量加减。

生黄芪、炙黄芪各10g，白党参15g，土白术13g，白茯苓12g，全当归10g，炒白芍15g，炒远志9g，嫩桂枝7g，炙柴胡6g，炙升麻5g，炙甘草6g，生姜3片，大枣5枚。水煎服，连3剂。

复诊：药后头凉怕风的症状明显减轻，睡眠时头部不包毛巾亦能忍受，效不更方，再进3剂。头温而不畏风，精沛神爽，诊无所见，自觉痊愈。

按：头为六阳之会，阳气衰微，气不上达，脑失荣养，故而头凉。气属阳，气虚阳弱，腠理失固，因而怕风，应补中益气，其阳则升，脑气则聚，聚则温，脑得濡养，故无凉感，怕风何能有之？故而愈矣。

惊　梦　案

柴某，男，22岁，农村学生。

病史：患者之母领来就诊，代诉：近1个月以来每晚睡中梦虎狼追逐，或房屋倒塌，或高飞忽坠，或有人用刀杀头等，呼救煞醒，突坐而起，全身大汗，气喘发抖，因而夜不敢睡，困极入寐，不时惊醒，数日来精神恍惚，口舌生疮，食欲减退。

望之颜面发红，唇干燥裂，闻及呼吸急促，问而不答，其母代诉，切脉沉弦而数。此为火热内蕴，邪扰心神，魂魄不安之故。

治则：宜用清心安神之法。

方药：选"牛黄清心丸"。早午晚各服1丸，2日后改为早晚各服1丸，并嘱服完后再诊一次。5日后来复诊，直言病愈矣，药后当晚即能安睡，晨起如常，几夜来未作惊梦。望其口舌火疮消失，切脉略数而平，其他无所见，再给"牛黄清心丸"6丸，每晚服1丸，以清余热，使元阳速复，则痊愈。

按：人生，不分长幼，有时夜梦，为其常也；但不时"惊梦"（噩梦）则为病矣。本案夜梦大惊大恐汗出，乃火邪扰心，魂魄妄动，阳气顿消，神元不守之故。《景岳全书》指出："大惊大恐大惧，皆能令人汗出，皆是阳气顿消，真元失守之兆。"因而治则，宜以清心为主，心清热散，阳气则复，神元则安，故以"牛黄清心丸"而获速效。

大便极难案

邢某，男，42岁，干部。

病史：患者两年来，初现大便不畅，数月后大便燥结，3～5日一次，排便困难，近来十天半月便一次，蹲厕所半小时左右不下，以致少气无力，汗出津津，不能回房休息，十几分钟后，再去大便，有时便下少许干硬状粪便，有时仍便不下。曾经多家医院诊治，查无异常。嘱其多吃水果和蔬菜，并给润便泻下药，服后可便，停药后则有闭塞不通之感，虽饮食如常，但全身疲惫乏力，气短自汗，久治不愈，故慕名前来求诊。

根据患者现有症状，首问以往病史，重点询其患病之诱因，如饮食、嗜好、生活习惯和工作情况等。患者诉曰：病前一年曾下乡，在农家轮流吃饭，每天吃荞麦面，而多觉"牙碜"（北方方言咀嚼食物牙齿不舒服之意），亦无蔬菜。几月后则大便不畅，逐渐干燥，大便难日益加重。一年后返回单位，在家饮食，生活虽有改变，但大便之难未见好转，各处求医，治而无效。

望其面部发焦，头额汗出，肌肤消瘦，精神萎靡，舌质淡红，表面有细小裂纹，无苔且干，闻及语言低微，少气无力，切脉按举虚浮，稍按则无，此乃"证实因虚"之故也。其虚为饮食内伤，津亏气虚，传导无力所致，故大便闭塞难下。

治则：宜用"塞因塞用"之法，以大补肺气为主。

方药：自拟"黄芪大补汤"内服施治。

生黄芪150g，当归30g，陈皮丝9g，炒枳壳9g，炙槐角20g，大麻仁10g，炮甲珠6g。水煎服，连3剂。

复诊：3剂药后则有欲便之感，遂去厕所蹲便，约数分钟后便下，其量较多，质干黏杂，色白。医患皆认为收效，原方复进3剂，则每日一便，大便时间减少而易下，精神明显好转，自汗消失，改为隔日1剂，又数剂，大便通畅，气力充沛而停药，一个月后随访，一切正常，共服药18剂，痊愈。

按: 大便难、大便秘结、大便干燥,三者皆为不通之证,病因不同,故治则各异。大便干燥多因伤津失润所致,治宜用生津之法,大便则通;大便秘结乃气滞所致,为通而不痛之证,治宜行气导滞,气行大便则畅;大便难乃元气大虚使之闭塞不通而难下之证,治则必大补肺气,即用"塞因塞用"之法,切不可用泻药通之,因下后其气愈虚,大便更加难下。为何气虚而大便难也?思应平素大便时,并非大便顺畅自下,而是用自身握拳的气力催大便下行,今既气虚,而肺主气,肺与大肠相表里,无气力驱使大肠蠕动,大便岂能下行,日久不行,自干燥也,故而大便难,以此理推之,其大便难下原因明矣。因而,治宜用大补元气之方药,使气充足,气足虽无形,但"无形之气能生有形之血",血能润燥,故气能催大便下行,大便下行,则难证愈矣,此乃治病必求其本之理。

鉴此,组方黄芪用150g为君,以大补元气;当归为臣,引以生血;陈皮、枳壳为佐,以行气,此乃"补气必行气,以防气滞胀满"之理;槐角、麻仁润肠;炮甲珠通而引经,诸药合用以使气血充足,病愈而不再复发。此乃余之验也。从而,在临床之中,如遇妇女产后三大证之一的大便难,皆用补气方药,根据气虚的轻重程度,加减黄芪的用量,轻者用30~50g,重者用百余克,并佐行气之药,无不捷效也。

胁胃阵发剧痛案

程某,女,41岁,干部。

病史:患者一年多来,时发胁胃疼痛,伴恶心,呕吐,时有发热,一二日缓解,经常反复,近来发作时剧痛,不时恶心呕吐,伴口干咽苦,食欲缺乏,烦躁易怒等症。曾经某医院检查,诊断为"胆囊炎""胆石症",建议手术治疗,但患者有所惧虑,故求中医诊治。

望其颜面暗青,病痛愁容,舌质色紫,苔薄白黄,闻而语低,问其如同上述,切脉沉弦,略紧稍数。此为饮食失节,肝气郁结所致。

治则:宜用疏肝解郁,通里导滞之法。

方药:选"大柴胡汤"化裁加减施治。

醋柴胡9g,生大黄7g(后下),炒枳实9g,炒郁金9g,炒黄芩6g,生栀子7g,陈皮丝9g,姜半夏9g,制香附10g,广木香9g,焦三仙(焦山楂、焦神曲、焦麦芽)各10g,生姜3片。水煎服,连3剂。

二诊:药后大便3次,胁胃疼痛显著减轻,小便赤红,其他同前,故在原方基础上去生大黄，加金钱草 30g，猪苓片 15g，复进 3 剂，诸症基本消失，食欲增加，故去焦三仙，加炒白芍 13g，焦山楂 10g，改为隔日 1 剂，又 3 剂，脉象由弦紧转为濡缓，舌苔消退，停药修养。1 个月后随访，病未复发，自觉无恙。

按：《景岳全书》曾指出：对于胁痛当"察其有形无形"以辨在气在血。遵《杂病源流犀烛》之意，死血阻滞当祛瘀，有块当消块，气痛当调气，有痰需导痰，食积当消导。两者均说明了胁胃痛的辨证论治法则。本例患者之胁胃痛，乃是由饮食失节而积滞，肝气郁结所引起，病在食积、在气，因而用疏肝解郁，通里导滞之法，使其速愈。

腹部轻痛久不愈案

案一　腹部轻痛久不愈——大黄附子汤加减案

陈某，女，21 岁，学生。

主诉：腹痛一日数次，年余不愈。

病史：患者一年来腹部阵发性轻度绞痛，但不碍饮食、起居和学习，因久而不愈，故去某医院检查，诊无所见，复求余治。

望其舌苔白滑而腻且厚，问其月经无恙，饮食正常，但大便干燥，3～4 天 1 次，切脉弦紧，腹诊拒按。此为肠腑寒结致痛之故。

治则：宜用温通之法导之。

方药：选"大黄附子汤"加减施治。

生大黄 9g，炮附子 7g，辽细辛 3g，炒枳壳 9g，焦槟榔片 10g。水煎服。1 剂后，便通 2 次，其痛显减，复进 1 剂，腹痛未再发作。

案二　腹部轻痛久不愈——芍药桂枝汤案

李某，男，32 岁，工人。

病史：患者半月来腹部隐隐作痛，时轻时重，痛时喜暖，饮食欠佳，大便溏。

望其面色白，舌质淡红，无苔，切脉虚细，腹诊柔软，喜按。此为胃肠虚寒，阳微气滞所致。

治则：宜用温中理气之法。

方药：选"芍药桂枝汤"内服施治。

炒白芍 20g，桂枝尖 9g，炒苍术 10g，白茯苓 13g，广木香 9g，炮附子 6g，炒吴茱萸 3g，春砂仁 7g（后下），炒干姜 2 片。水煎服，连服 2 剂。

复诊：药后痛微次减，但乏力神疲，故在原方基础上加党参 17g，复进 3 剂，痛止纳增，为使虚寒缓散，阳气渐生，恢复抗力，以防再发，故予"附子理中丸"，早晚各服 1 丸，一周后康复。

案三 腹部轻痛久不愈——自拟枳朴焦枳散结汤案

贺某，男，51 岁，干部。

病史：患者因公外出，返回途中发生腹部作痛，时痛时止，阵痛加重，当日大便未行，小便赤黄，口干舌燥，不思饮食，20 余小时至家后速去某医院诊治。经查，未发现"急腹症"病变，转入住院观察，三日后好转出院，回家当晚腹痛发作，且阵阵加重，第二天上午 9 点左右来求吾诊治。

望面潮红，唇干燥裂，舌质紫暗，苔白黄且干，闻及患者痛苦呻吟，腹诊痛在脐周，拒按而扪有热状，切脉沉弦略数。此为饮食失调，热蕴内结所引起。

治则：宜用平胃导滞之法。

方药：自拟"枳朴焦枳散结汤"内服施治。

炒枳实 10g，姜厚朴 10g，生槟榔片 9g，陈皮丝 9g，姜半夏 9g，焦栀子 6g，细木通 9g，焦山楂 10g。水煎服，连服 2 剂，药后肠鸣便通，腹痛消失，欲纳饮食，苔减脉缓而愈。

案四 腹部轻痛久不愈——自拟活血化瘀行气汤案

任某，女，27 岁，工人。

病史：患者一年多来脐周疼痛，时轻时重，久治不愈。详问饮食如故，大便正常，身无寒热，精神尚好。初患痛轻，逐渐加重，轻时阵痛，重时痛而不休。

望其舌紫暗，复问月经，按期而行，血量、色、质均正常，按诊应手跳动有力，切脉沉弦而有力。断曰："汝之腹痛不在肠胃，因不得饮食，亦不在月经，因周期行经无恙，乃在肠外腹内，为气血瘀结成块所致，气血不通，不通则痛。"

治则：法宜活血化瘀，但不可急于取效，应以慢病缓治为妥，拟活血行气散瘀之方药，由小量始，逐渐加量，病轻药减，进行施治。

方药：自拟"活血化瘀行气汤"内服施治。

全当归 9g, 川芎片 5g, 大赤芍 7g, 炒灵脂 7g(包煎), 炒桃仁 7g, 粉丹皮 9g, 制香附 9g, 醋延胡索 5g, 炒枳壳 7g, 炙甘草 5g。水煎服, 连 5 剂。

复诊: 又服药 5 剂, 似有痛减, 但不明显, 故在原方基础上将当归用至 12g, 川芎用至 7g, 炒桃仁用至 9g, 赤芍用至 9g, 并加南红花 9g, 又 5 剂, 腹痛减轻。上方未更, 再进 5 剂, 腹部似痛非痛, 其脉转缓, 按腹微动, 硬度变软, 此乃瘀散气调之征也, 但不宜停药, 应减量继服, 仍按原方, 并不断减轻药量, 每日 1 剂, 或隔日 1 剂, 服药月余, 腹痛未发作, 按诊无所见, 脉弦转缓, 舌质变红, 余认为此时患者体内瘀血已消散, 气血已和调。患者自觉无恙, 停药而愈。

按: 上诉四例, 腹痛症同, 其因各异, 故治则有别。无论是温、补、消、散, 还是急治缓治, 其法在于一个"通"字, 通则不痛; 但须注意, "诸痛宜通不宜补"之说实为谬矣, 因虚痛者并非少见, 其虚必补, 以补为通, 因"痛为症, 虚为因"矣。治病必求其因, 不可以症状论治, "有因始生病, 病发必现症", 症为标, 因为本, 论治却不可本末倒置, 此乃辨证求本, 论治之法则也。

黄 疸 案

罗某, 男, 13 岁, 学生。

病史: (家长代诉)患者一周前突发全身懒倦, 随之身热纳减, 认为感冒一般, 不以为然, 继之身目发黄, 逐渐加深, 小便如柏汁, 量少, 时而恶心, 不欲饮食。舌苔泛白, 根部较厚, 脉弦略数, 据此诊断为"黄疸"。

该证病因, 乃湿热蕴结, 肝胆不利, 脾胃失和, 纳化欠佳, 温热之邪熏蒸外泄所致, 故身目黄染。

治则: 常以清热利湿之法治之, 其效甚捷。

方药: 自拟"茵陈五苓汤"内服施治。

西茵陈 30g, 生栀子 9g, 炒黄柏 7g, 赤茯苓 12g, 猪苓 12g, 泽泻 10g, 焦六神曲 13g。水煎服, 连 4 剂, 每日 1 剂, 早晚各服 1 次。

二诊: 身热大减, 胃纳亦增, 黄疸见退。

家长愿去医院检查, 诊断为"急性传染性肝炎"。

据此参考, 但坚持中医药治疗不变, 原方不改, 每日 1 剂连服, 予以察看。

三诊: 服至 7 剂时, 症状完全消失, 精神如常, 又隔 3 日后, 复查肝功能,报告提示一切正常。

按:黄疸一证,主要分阳黄与阴黄二大类。初起黄色鲜艳如橘者,多属阳黄,病浅较为宜治,经久验证,予以清热利湿之法则速愈。倘若病久而黄疸之色泽晦暗者,则多属阴黄,是脾胃湿热而其热渐退,化为湿寒导致湿阻的表现,不仅其治较慢,而且应详查是否有肝胆病变。本例初起,身目黄染,小便浓黄,舌根苔腻,饮食大减,皆是湿热内阻之原,所以,方用茵陈、栀子、黄柏清热化湿,茯苓、猪苓渗利,使湿热从小便排出,六神曲和胃消食,诸药合用颇为相宜,该病情尚不复杂,故投茵陈五苓汤,守方续服,故速愈。

月经不调案

案一 月经先期——逍遥散化裁案

陈某,女,31岁,教师。

主诉:每次月经均提前,已达一年余,多治未愈。

病史:以往周期正常,一年多来,每次月经均提前7~8天,甚至半月左右,来时月经量多,色紫质黏,有小血条块,下腹憋痛胀坠,六天干净。平素头昏脑涨,时痛,目眩,心烦急躁,胸闷不舒,胃胀食少,口咽干苦,睡而不寐,心慌心跳,全身乏力。某院妇科检查无所见,诊断为"月经失调",内科检查亦无所见,诊断为"神经官能症"。

望其体形健壮,颜面潮红,舌质清淡,苔薄白黄,闻无异常,切脉弦而略数,沉取有力,其他不显。

辨证:四诊合参,此为肝郁不舒,血热气滞所致,故据此诊断为"月经先期"。

治则:宜用疏肝理气,清热活血之法。

方药:选"逍遥散"化裁施治。

醋柴胡9g,炒白芍13g,全当归10g,生山药20g,白茯苓12g,制香附9g,焦栀子7g,粉丹皮10g,生牡蛎25g(先煎),焦山楂10g,苏薄荷6g(后下),生姜6片。水煎服。

诊治4次,上方连服8剂后,改为隔日1剂,又3剂,头晕减轻,心烦消失,食欲增加,精神好转,夜能入睡,月经至27天来潮,仍有下腹坠胀疼痛之感,经量多,色紫有条块,因而前来复诊。

望其舌质暗红,切脉沉弦,此为气滞血瘀之故,今借行经之期,采用活血化瘀方药,祛瘀生新治之。选用"少腹逐瘀汤"加减。

全当归 10g,川芎片 6g,大赤芍 7g,炒灵脂 7g(包煎),生蒲黄 10g(包煎),醋延胡索 5g,粉丹皮 10g,益母草 17g,厚官桂 3g(后下),炒干姜 1g。水煎服,连 4 剂。

又诊:患者诉曰:"上次经期服药 4 剂,月经 5 天净,今月经又来,相隔 29 天,血量减少,亦无条块,未现胀坠疼痛,其他无明显异常。"为巩固疗效,给于"逍遥丸"20 丸,早晚各服 1 丸,服后停药,可谓痊愈。

案二 月经后期——少腹逐瘀汤加减案

刘某,女,27 岁,售货员。

主诉:月经每次错后三年余。

病史:结婚四年余,婚后发生月经错乱,每次错后 50～60 余天,甚则三个月左右一次,月经不来期间,亦无明显不适,来时下腹发凉,坠胀疼痛,血量不多,色紫质黏,2～3 天后,经量增多,并有大量血块,症状稍有缓解,经行 8～9 天始净,至今未孕,曾到某院妇科检查两次,均未发现实质性病变,诊断为"附件炎"。月经今隔 63 天,昨日来潮,全身不适,症与前同。

望其舌质暗红,苔薄白,切象沉弦。脉证合参,据此认为其乃宫寒,气血凝瘀,至期不通所致,故经期错后,寒则凝瘀不通,不通则痛。今月经来潮,痛而滞行,亦为痛而不通,血色紫而里有条块,此为瘀阻胞宫所致,属气滞寒瘀月经错后证。

治则:宜用温经活血,化瘀调经之法。

方药:选"少腹逐瘀汤"加减施治。

炒小茴香 1g,炒干姜 2g,厚官桂 4g(后下),全当归 10g,川芎片 6g,大赤芍 7g,醋延胡索 5g,没药 5g,炒灵脂 7g(包煎)。水煎服,连 4 剂。

二诊:患者服药 2 剂后,月经量突然增加,色黑条块下行,又接服 2 剂,经渐减少,昨日已净。但仍有下腹凉胀隐痛之感,白带量多,其脉尚现沉弦,此为气滞血瘀未尽所致,故以原方再进 3 剂,并嘱其服后停药,以观下次月经是否至期来潮,如来潮即来就诊,至一月不来,亦未诊治。

三诊:患者于就诊前一天月经来潮,此次周期 29 天,血量中等,色红兼紫,稍有小血条块,下腹轻微发凉胀痛,望其苔薄白,质红,切脉缓,此为宫寒大减,瘀化新生之征,故以上方再进 4 剂,并嘱其服药后,若月经在一周内完净,则不必来诊,观下次月经何时来潮,再来诊治。

一个多月后来诊,患者月经已 28 天未潮,近日自觉全身乏力,嗜睡,食欲缺乏,恶心欲呕,头晕,忽冷忽热,认为感冒,故来就诊。问曰:"您乳房触及衣服是否有痛感?"答曰:"有。""恶心是否于早晨或空腹更加明显?""是。"切脉现滑,两尺较数,疑为早孕之象,但因患者婚后四年未孕,应予以慎重。遂做妊娠实验,结果显示阳性,故确证为"早孕"。

案三　月经前后无定期——少腹逐瘀汤加减案

史某,女,43 岁,干部。

主诉:月经前后无定期一年余。

病史:患者一年多来,月经有时提前十天或半个月左右,有时则错后五十多天,月经来时血量时多时少,经色时淡时暗,下腹隐隐作痛,腰部酸痛明显,平素疲惫乏力,食欲中等,口干口苦,胸闷心烦,睡而多梦,手足心热,大便干燥。此次月经间隔 13 天来潮,4 天净,今已完 8 天。妇科检查无所见,诊断为"更年期综合征",嘱其定期复查。

望其舌淡红,苔白少,切脉虚弦略数。脉证合参,断其为阴血不足,肝气偏盛之月经失调。

治则:宜用滋阴补血,疏肝理气之法治之。

制熟地 20g,炒白芍 15g,全当归 10g,醋柴胡 9g,白茯苓 12g,粉丹皮 10g,地骨皮 10g,党参 18g,生龙骨 23g(先煎),生牡蛎 25g(先煎),水煎服,连 6 剂。

二诊:药后诸症减轻,故在原方基础上去龙骨、牡蛎,加怀牛膝 13g,川续断 12g,桑寄生 13g,再服 6 剂。

三诊:患者今已停药 5 天,昨天月经来潮,此次间隔 27 天,血量中等,无明显痛苦。望其舌质正常,苔薄白,切脉缓而无力,认为接近痊愈,为巩固其效,给予"逍遥丸",每早服 1 丸,给予"当归丸"每晚服 1 丸,连服 1 个月余,未见前来就诊。

按:月经失调的辨证论治,经验所得,不以月经提前、错后、前后无定期为依据,而是以患者之症,特别是月经量、舌质的改变为主。如果以月经正常周期为 28 天计算,若月经提前 8~9 天,或一月来两次,则称为"月经提前";若以月经提前 3~5 天,但无不舒适之感,或偶然提前一次,下次又正常,而月经量、色、质无大差异,作为辨证依据,则没有意义。若月经周期延长 40 多天,甚至 2~3 个月者,则称为"月经错后";若月经仅有一次延长，而不是"早孕"，下次又正常，均无明显量、色、质的改变，亦无自觉症状者，那就叫辨证无凭。月经前后无定期，月经量、色、质同样是正常的，亦无痛苦，如何辨证求因？

月经失调的发生，无论内因、外因、不内外因，首先都是导致月经量、色、质的改变，出现量的异常之后，则可导致月经周期的提前、错后以及先后不定。"内因"多由情志不遂，忧思悲伤所引起；"外因"多由风寒湿热等侵袭所致；"不内外因"则常因饮食失节、妄劳、外伤等引起，其冲任受损，故月经失调。从而辨其寒、热、虚、实及其相互错杂的程度不同，加以施治。

著名的医学家朱丹溪说："月经先期而至者，血热也；后期而至者，血虚也"。根据多年临证实践得知，此论非也。

因月经先期的患者，经辨证求因后，诊断其不属于血热而属于虚寒者亦不见少，寒结实证者亦常有之；同时血热者亦有月经错后的，月经错后不属于血虚而属于血瘀气滞之实证者，最为多见。在临证实践中，必须以月经量的多少，经色的淡红暗黑，有无血块的改变，以及有无下腹疼痛胀坠发凉等表现，详析其何种症状为主，才能辨清病因，论治才能取得满意效果。

论治证明，月经失调，其病在血，血病则其气有余，故在组方用药施治方面，对寒者不单用逐寒之法；对热者亦不单用清热凉血之法；对虚者不单用补益之法；对实者亦不单用攻破之法。如用逐寒之法，不仅寒不能去，反而伤血，对热用凉，其血必凝，凝则不通，反而出现痛证；见虚则补，其气则滞，不仅使血行不畅，而且易出现胸腹胀满等症；遇实即攻破，其气必伤，气伤则统摄无力，便会导致月经不能按时来潮，或引起淋漓不断之证。冲任损伤，血海不能按时满盈，至期不下，月经失调怎能治愈？所以，以余之验，对月经失调者可采取三法、三方，化裁加减施治，其效甚佳。

方法一：不论月经提前、错后还是前后无定期，凡有经量多，色紫，质黏，有小血块，下腹胀坠微痛，头晕目眩，心烦易怒，胸闷纳减，口干咽苦，心悸，不寐乏力等症者，皆因肝郁津伤之故，宜采用疏肝解郁，益气生津调经之法，选用"逍遥散"化裁加减施治。但用本方常减去白术、甘草，加生山药 15～20g，何也？因白术性燥，可健脾除湿，药理实验证明，白术具有明显而持久的利尿和降血糖作用。中药方剂虽不根据药理作用配伍，但也能说明白术除湿（利尿），不利于肝郁津伤的月经失调证；甘草可导致胸部胀满，纳运减少，故临床有此症状者应禁用甘草。治宜健脾生津，故用山药,其效胜过白术。

方法二:月经失调,对具有下腹发凉,胀坠疼痛,血量时多时少,其色紫黑,且有大量血块者,惯以温经化瘀之法治之,常选"少腹逐瘀汤"加减施治。本方有祛瘀生新之效。

方法三:凡月经来潮,血量时多时少,其色淡或暗,下腹隐痛,腰酸痛甚,手足心热者,均为血虚气盛所致,宜用滋阴补血,疏肝理气之法治之,拟以"地芍柴胡汤"加减施治。

总之,对月经失调的辨证论治,不以提前、错后、前后不定期为依据,而以自觉症状,脉证合参,特别是以月经量、色、质的改变为依据,立法组方,化裁加减,药量大小,注意"太过"与"不及"。不论寒、热、湿、凉,如药量"太过"必伤其血,引起病变异端;如药量"不及"则中病而固效,所以,必须因人体质之强弱,病情之轻重,适当用药,病去药止,自复为佳,无不健康。

痛经据久不愈案

案一　痛经——生化汤加减案

表某,女,21岁,未婚,学生。

主诉:月经来潮时腹痛难忍,久治不愈。

病史:患者16岁,月经初潮,周期、经量、色、质均正常。一年来,每于月经来潮时见血则下腹胀痛,不时加重,疼痛剧烈难忍,卧床翻滚,汗出如洗,而经量不多,色紫黑黏,血条块多1天余,经量增多,疼痛缓解,经行4~5天,净后一如常人,不断治疗,未见好转。昨日中午月经来潮,剧痛一夜未眠,今晨痛减,故来诊治。

首问:"月经初潮时有无腹痛?你是否知道因何而患病?"诉曰:"去年夏天,去农村劳动,时逢月经来潮第二天,遇阴天大雨,衣衫淋湿,身冷发抖,回校之夜,月经停止,38天后月经又来,开始腹痛,逐月加剧,至今不愈。"

望之舌质较暗,苔薄白,切脉弦紧,沉取有力。参其主诉、脉象和经色进行辨证分析,知其为寒凝气滞血瘀无疑,故而导致剧痛经证。

治则:宜用温经化瘀之法。

方药:选"生化汤"加减施治。

全当归 15g, 川芎片 7g, 大赤芍 9g, 炒桃仁 9g, 南红花 7g, 炒灵芝 7g, 生蒲黄 9g（包煎）, 醋延胡索 7g, 川牛膝 9g, 嫩桂枝 7g, 炒干姜 2g。水煎服, 连 2 剂。

二诊: 患者服完第一剂药后, 腹痛加重难忍, 随之月经突然增多, 紫血黏块涌下, 继而疼痛缓解, 第二剂不敢再服, 母亲嘱其连服后, 其疼痛缓解, 经量减少, 黏块亦不多, 但仍淋漓不断。切其脉为沉弦, 是瘀血去之征, 故以原方减量, 减去桃仁、红花、牛膝、桂枝, 加官桂 4g（后下）, 益母草 15g, 再进 2 剂。

三诊: 经行 6 天已净, 犹如常人, 为缓解宫寒, 理气调经, 故给予"艾附暖宫丸" 10 丸, 每早服 1 丸, "女金丹" 10 丸, 每晚服 1 丸, 服后停药。嘱其下次月经周期前 2~3 天, 前来诊治。

四诊: 病历记载, 上次月经来潮至今已历 26 天, 脉证均无明显异常, 确如常人, 为防止痛经, 今予"温经化瘀汤" 3 剂, 嘱其待月经来时立刻煎服, 并告不论腹痛轻重, 服完及时再诊。

全当归 10g, 川芎片 6g, 大赤芍 7g, 制香附 9g, 粉丹皮 9g, 厚官桂 4g（后下）, 醋延胡索 5g, 明没药 5g, 炒灵芝 7g, 生蒲黄 9g（包煎）, 炒干姜 1g, 炒小茴香十几粒, 水煎服, 连 3 剂。

五诊: 患者诉其月经周期第 29 天晨起月经来潮, 立即煎药, 早晚各服 1 次, 来潮至今, 下腹未发剧痛, 但有隐痛稍胀之感, 第二天血量较多, 色暗无块, 今仍畅行, 切脉略弦, 其他不显。故在上方基础上加益母草 15g, 连 2 剂, 嘱其药后经净, 不必再诊。如下次月经时, 仍有腹痛即来就诊。以后未来。

案二　痛经——自拟方案

紫某, 女, 29 岁, 司机。

主诉: 痛经二年余, 久治不愈。

病史: 患者产后一年月经来潮, 周期 40 余天, 来时量少色淡, 质稀似水, 经行 3~4 天, 开始出现下腹隐痛, 日益加重, 7~8 天渐净, 净后痛剧, 数日减轻而痛止, 今经完 9 天, 腹痛已消失。患者平素有全身乏力, 头晕目眩, 烦躁心悸, 舌干口苦, 寐而多梦等症状, 饮食一般。

某院妇科检查, 无实质性病变, 诊断为"痛经", 内科诊断为"神经官能症"。

望其形体一般, 颜面发白, 眼周清暗, 舌质淡红无苔, 唇红, 切脉沉弦无力。脉证合参，此时患者明显呈现肝郁脾虚之征，而经期刚过，因余对痛经之诊治，常在月经来潮时治之有验，今非行经之期，故先以现证，拟疏肝解郁，益气健脾之剂口服。

醋柴胡 9g，炒白芍 15g，炒黄芩 5g，白茯苓 13g，姜半夏 9g，白党参 20g，全当归 10g，怀山药 16g，嫩桂枝 7g，生龙骨 25g（先煎），生牡蛎 27g（先煎），生姜 3 片，大枣 5 枚。水煎服，连 4 剂。

二诊：药后精神好转，头晕减轻，其他同前。原方又进 8 剂，心悸烦躁之症消失，食欲增加，效不更方，又 8 剂，诸症消失，精神等正常，患者主动停药。

三诊：患者药后自觉痊愈，故停药未来，以待月经来潮时诊治，月经间隔 43 天，今来潮第 5 天，较前量多，色淡红，质稍黏，而今下腹未痛，只现精神乏力，胸闷心烦。切脉沉弦，其他不显。此证本属肝郁脾虚，上方药 20 余剂后，基本已痊愈，今月经来潮，下腹未痛，与肝疏脾健有关，而又现乏力，胸闷心烦，乃排经之时，其气偏盛之故。今再用前方，将党参用至 25g，当归用至 15g，连 4 剂。

四诊：药后经净，未现腹痛，胸闷消失，神志安静，已如常人，自觉痊愈。给予"逍遥丸"20 丸，早晚各服 1 丸，巩固疗效。

按：痛经之证，本属常见，病因不同，痛经轻重，虚实各异。例一痛经，乃寒凝气滞血瘀之实证，法以温通则愈；例二痛经为经后痛之虚证，而又有肝郁，故为肝郁脾虚之征。经验之法，一般经期调经，非经期则疏肝健脾，经治疗，肝气得疏，脾气健旺，痛经未治而愈，从而心悟，这不仅是"治血先治脾"之理的体现，而且亦是整体观的落实。治脾必疏肝，以消"木乘于土"，脾为血的生化之源，脾健血充，则痛经虚证无不愈矣。

经行腹泻案

史某，女，36 岁，打字员。

主诉：每次月经来潮即腹泻，经净则泄止，近一年不愈。

病史：月经周期错后 5～8 天，来时下腹胀痛伴大便泄稀，日 3～5 次，经量中等，色暗质黏，经行 6～7 天始净，腹泻随止。

望其舌质暗淡，苔薄白，切脉沉细。此为脾肾虚寒，命火衰微所致。

治则：宜用温脾暖肾之法。

方药：自拟"健脾温肾汤"内服施治。

白党参 15g, 土白术 13g, 白茯苓 12g, 炒白芍 15g, 怀山药 20g, 嫩桂枝 7g, 五味子 9g, 补骨脂 9g, 炮附子 6g(久煎), 春砂仁 9g(后下), 车前子 10g (包煎), 炙甘草 5g, 干姜 3 片。水煎服, 连 2 剂。

复诊: 药后腹泻止, 月经仍行, 以原方再进 3 剂, 服后经净。为巩固疗效, 给予"四神丸"20 丸, 早晚各服 1 丸, 并嘱咐下次月经来潮, 如不腹泻, 可不来就诊, 平素禁忌生冷食物。

按: 妇女每在月经来潮之时, 即发生大便稀泄, 日数次, 待月经过后腹泻则停止, 本证比较简单, 为素体脾阳亏虚、命火衰微之故。何以经期腹泻? 乃经行之际, 脾肾之阳更虚, 温化极差, 清浊不分, 而经血属阳, 不能独生, 须靠脾肾之阳温煦, 因而使血得温, 每当经行, 其血则少, 加以阳气素虚, 寒水内守, 故随糟粕下行, 因而腹泻。所以, 治宜健脾, 温肾, 助阳, 其化正常, 清浊则分, 腹泻愈矣。

经病发冷案

案一 经病发冷——自拟党参益阳暖宫汤案

表某, 女, 32 岁, 干部。

主诉: 身凉发冷, 经期尤甚, 病已 3 年之久未愈。

病史: 患者 28 岁结婚, 婚后月经周期延长, 由 30 多天延至 2 个月左右, 经来量少, 色淡质稀, 少腹坠胀, 逐年加重。今年经期时出现身冷寒战, 经净后四肢不温, 下腹如冰, 白带清稀如水, 腰部酸痛等症状, 至今未孕。

望其形体消瘦, 颜面苍白, 舌质淡红, 苔薄白, 唇淡而清, 切脉沉弦无力。此为素体阳微, 寒邪凝滞, 经脉失温所致, 故月经错后, 量少, 色淡; 阳衰已久, 故而下腹如冰; 寒气下注, 白带较多, 腰部酸痛, 此属虚寒证。

治则: 宜用益气温宫散寒之法。

方药: 自拟"党参益阳暖宫汤"内服施治。

白党参 20g, 土白术 18g, 炒吴茱萸 6g, 炮附子 6g(久煎), 紫油桂 5g (后下), 白茯苓 13g, 春砂仁 7g(后下), 川芎片 6g, 炒干姜 2g。水煎服, 连 3 剂。

二诊: 药后身冷减轻, 少腹转温, 白带减少, 效不更方, 原方再 3 剂后, 月经来潮, 未觉身冷寒战, 经量较前增多, 少腹胀坠减轻, 故在原方基础上加全当归 13g，川续断 13g，复进 3 剂，月经完净，四肢温暖，带下不多，腰酸不显，为巩固疗效，给予"艾附暖宫丸"，早晚各服 1 丸，连服 4 周，月经按时而至，诸症不显，痊愈。

案二 经病发冷——自拟归芎膝桂汤案

冯某，女，31 岁，会计。

主诉：下腹冷胀憋痛，白带量多，已达一年之久，日益加重，曾去某院妇科检查，诊断为"慢性盆腔炎"。

病史：患者 27 岁结婚，婚后生 2 胎，幼儿 3 岁。去年夏天月经来潮第二天外出，逢大雨淋身，当晚月经停止，此后下腹胀坠憋痛，白带增多，月经错后 17 天来潮，下腹胀痛，经量不多，色黑如墨，质黏有血条块，3 日经止，随现少腹胀硬，按痛，发凉如冰，带下清稀似水等症状。近来有胸腹憋闷，纳呆，恶心，乏力之感，今月经已 49 天未来。

望其形体一般，面色青暗，表情呆靡，舌质稍紫，苔白腻，切脉沉弦有力。据此脉证，加以主诉之因，确定其为经期突受寒湿袭血，经脉瘀滞不通所致，故月经不行，少腹憋痛，寒邪冲胃，胸闷纳呆。

治则：宜温经逐寒，化瘀通经之法。

方药：自拟"归芎膝桂汤"内服施治。

全当归 12g，川芎 7g，大赤芍 9g，川牛膝 10g，嫩桂枝 9g，制香附 10g，姜厚朴 12g，炒桃仁 9g，南红花 9g，京三棱 6g，莪术 6g，炒干姜 6g。水煎服，连 2 剂。

二诊：药后于今晨月经来潮，量不多，下腹痛胀，此为经通而不通所致，宜用化瘀通经之法治之，故在原方基础上加醋延胡索 6g，炒灵脂 7g（包煎），复进 2 剂后，月经量多畅行，黑色条块随下，腹痛胀坠大减，今改为活血调经方药，在上方基础上去川牛膝、嫩桂枝、炒桃仁、南红花，加厚官桂 5g（后下），生蒲黄 10g（包煎），益母草 16g，炒小茴香十几粒，又 3 剂。

三诊：主诉药后经止，诸症消失。此乃温生寒散，瘀化血活，逆不冲胃之兆。嘱其下次月经来潮时再诊一次。

患者于 31 天后来诊，诉曰："昨晚月经来潮，下腹微现憋痛，未觉凉感，经量中等，色暗，无条块。"切脉沉弦，宜再用温经化瘀之法，药量应减，稍作加减，嘱其药后经净，可不来诊，日后未见前来。

按：经病发冷，妇女常患，轻重不同而已。上述两例患者之证均为寒邪侵袭所致，但虚实不同，虚者宜用温补气血之法，疏通经脉，使阳生阴消，寒散则经调；实者，必用化瘀通经之法，使寒邪消散，瘀去新血生，血气调和而愈。虚寒者温补正气，寒邪自散之理，与"虚者补之"之法不同；实寒者逐瘀，寒邪自去之理，亦不同于"实则补之"之法。所以，皆愈而不伤也。

手心热甚案

崔某，女，47 岁，中学教师。

病史：患者自觉两手心灼热如炙已半年余，尤以夜间难以忍耐，喜用凉水浸泡，稍见轻松，但离水后数分钟又复如故。曾去某医院检查均无所见，未确诊，遂请某中医诊治，认为是血虚发热所致，拟"逍遥散"加生地黄等进行治疗，患者连服 4 剂未见效，故请余诊治。

望其形体正常，问其月经错后，一般推迟一周左右。经前下腹胀痛，经来痛甚，血量中等，经色紫黑伴有条块，行经一周则净。随问："经期手心发热是否减轻？"答："减轻。"知其手心灼热与月经有关，但根据其月经的色质判断，该证不属于血虚。遂问："下腹是否发凉？"答："发凉如冰，且白带如流。"切脉沉弦，此未月经宫寒而瘀之故，为实证。

治则：宜用温经化瘀之法。

方药：自拟"温经化瘀汤"内服施治。

全当归 10g，川芎 7g，大赤芍 9g，白茯苓 12g，粉丹皮 10g，厚官桂 5g（后下），炒吴茱萸 5g，醋柴胡 6g，炒灵脂 7g（包煎），炒干姜 2g。水煎服，连 3 剂。

复诊：药后下腹发凉减轻，带下量少，其手心灼热如旧，再随其效治之，原方复进 3 剂后，月经按期而至，痛胀大减，其色尚黑，质黏有块，故在原方基础上加生蒲黄 10g（包煎），益母草 15g，川牛膝 9g，连 4 剂，经量增多，下腹痛胀发凉消失，手心灼热随之减退。2 个月后，患者陪同一患者来就诊，随告曰，"药后至今，月经正常，诸症未显"，痊愈。

按：手心灼热，不论轻重，均有寒、热、虚、实之分，有在气、在血之别。妇女病证，必问月经及其自觉症状。此患者之主证为自觉手心灼热甚，而医者必须明辨，血虚发热，恒有血虚之证，此乃寒瘀凝结为本，手心灼热为标也，治宜用温经化瘀之法，使瘀血消散，寒凝自除，气血调和，则其手心灼热自愈矣。

急性胆囊炎，胆石症案

案一 急性胆囊炎——自拟金钱柴栀通利汤案

赵某，女，37岁，纺线工人。

病史：患者一周前两肺部开始疼痛，右侧较剧，伴寒热往来，晨汗出而头部尤甚，每日发作2～3次，并有胸闷不畅，恶心欲吐，饮食减少，大便干燥，小便赤涩等表现。随即入院检查：体温38.2℃，巩膜微现黄染，肝区击痛（+），位置位于肝上界第五肋间，左叶在剑突下二指。经生化检查，诊断为"急性胆囊炎""胆石症"。患者要求服中药，故请余会诊。

初诊：问而诉曰："右肋阵阵刺痛，胃部胀痛，恶心时吐，身热汗出，口咽干苦，大便干燥，小便黄赤。"望其舌质红苔白黄且干，切脉弦数。此为肝胆气滞，湿热蕴结，肝失疏泄，胆气不利所致。

治则：宜用清热疏肝，利胆导滞之法。

方药：自拟"金钱柴栀通利汤"内服施治。

金钱草30g，醋柴胡10g，生栀子9g，炒郁金9g，炒枳实10g，姜厚朴10g，姜半夏9g，制香附10g，生大黄7g（后下），细木通9g，生甘草5g，生姜3片。水煎服，连2剂。

二诊：身热减退，体温37.3℃，胁痛减轻，胃痛消失，吐止，尚有恶心之感，望其苔转薄微黄，质尚红，切脉弦而略数。据此已效，故在原方基础上去生大黄，复进3剂。

三诊：体温正常，诸症不显，白细胞计数以及谷丙转氨酶数值接近正常。上方各药减量，加广木香7g，以巩固疗效，又3剂后，自觉无恙，出院休养。

案二 急性胆囊炎、胆石症——自拟柴郁栀连通利汤案

陈某，女，29岁，小学教师。

病史：1个月以来多次发作上腹部及两胁阵痛，伴恶心呕吐，继而每日发作剧痛2～3次，昨夜突发剧痛，寒战高热，呕吐3～4次，次日来院就诊，当即收住入院。检查：体温40.6℃，右上腹肌紧张，位置位于肝剑突下四指，肋下二指，墨菲征（+），黄疸（-），脑磷脂胆固醇絮状试验（+），高田试验（+）。胆囊造影提示：胆囊未显形。结合生化检查，诊断为"急性胆囊炎""胆石症"。治疗方面予以抗炎药物等。3日后病情不见好转，请中医

会诊。

初诊：问其自觉症状，诉与病历记载相同，望其面部潮红而暗，舌质色红，苔黄白厚满，闻及呻吟，切脉沉弦而涩。此为胁痛之实热证。

治则：速用清热导滞，疏肝利胆之法。

方药：选"柴郁栀连通利汤"内服施治。

醋柴胡 13g，生大黄 7g（后下），炒黄芩 9g，炒枳实 10g，醋延胡索 7g，焦栀子 7g，炒郁金 9g，川黄连 5g，川楝子 9g，细木通 9g，泽泻片 10g，生姜3 片。水煎服，连 2 剂。

二诊：患者主诉药后当夜大便 2 次，其痛即减，身热减轻。测其体温为 38.2℃，望其舌苔转薄黄且干，效不更方，减去生大黄，再 2 剂。

三诊：胁痛显减，胃痛未作，可进流食，并未呕吐，不觉发热，体温37.4℃，故在原方基础上去川黄连，加金钱草 25g，每日 1 剂，连 5 剂。

四诊：体温正常，诸症不显，精神好转，转侧自如，饮食接近正常，脉略弦，苔薄白。检验复查正常。今用理肝和胃之法治之，以巩固疗效。

方药：拟改"小柴益肝汤"内服施治。

醋柴胡 9g，炒黄芩 6g，姜半夏 9g，白茯苓 12g，太子参 10g，炒白芍13g，青竹茹 10g，焦栀子 7g，焦山楂 10g，泽泻片 9g，生甘草 6g，生姜 2 片。水煎服。5 剂后自觉无恙，痊愈出院。

案三　急性胆囊炎、胆石症——大柴胡汤加减案

患者，男，36 岁，工人。

主诉：上腹痛 7 天，加重 2 天入院。会诊。

病史：7 天来上腹疼痛，食欲缺乏，入院前 2 天，腹痛突然加重，恶心，呕吐数次，痛处位于右上腹，为持续性疼痛，伴阵发性剧痛，并向后背部放射，自觉发冷发热，出汗，口苦干渴，欲冷饮，大便 3 日未行，小便色赤黄。

检查：体温 38.7℃，脉搏 97 次 /min，血压 110/65mmHg。望其面部潮红，巩膜不黄。触按右上腹有显压痛、反跳痛及肌紧张，胆囊未及。

化验：白细胞异常。肝功能、尿三胆、血尿淀粉酶均无异常。

诊断：急性胆囊炎、胆石症。

治疗：因患者对青霉素和消炎药过敏，故请中医会诊，用中药治疗。

会诊：望其形体健壮，颜面发红微青，白睛无黄染，舌质发紫，苔黄白且厚而干；闻及气促，语音不接；切脉弦紧而数，腹痛拒按。参阅病历，复问其症状，加之四诊可得，此为肝胆实热蕴结所致。

治则：宜用清肝泄胆，通利实热之法。

方药：选"大柴胡汤"加减施治。

金钱草35g，醋柴胡10g，炒枳实10g，炒黄芩7g，生大黄9g（后下），生栀子9g，炒郁金9g，姜半夏10g，生白芍13g，生姜3片，水煎服，连2剂，每剂煎2次合一起，5小时服1次。

二诊：药服3次后，解大便2次，便稀，服完后体温降至正常，自觉冷热消失，腹痛显著减轻，按之痛不显，食欲增加。故在原方基础上去生大黄，再3剂，诸症消失，痊愈。

按：此证为何能速愈？主要是病发则治。《内经·热论》篇中曰："三日少阳受之，少阳主胆……故胸胁痛……，邪盛而浅，方药得法，可速除之。"胆属"中精之腑"，它既有性喜疏泄的生理特点，又有胆失疏泄，湿热结滞，蕴郁不通的病理特点，"不通则痛""通则不痛"。

以上三例急性胆囊炎、胆石症，皆属中医肝胆湿热蕴结之证，急以清热利湿导滞之法，使其肝胆疏通，通则不痛，乃为其治疗的基本法则，通后痛止，则改通为疏，使其条达恒定，永不再发。经验证明，此证治则别无他法，但须药量适宜，太过与不及，均难祛疾，亦属慎矣！

慢性肝炎案

陈某，男，31岁，助理工程师。

病史：患者自三年前起两胁开始不适，继则有时憋痛，乏力身重，厌食油腻，有时恶心，时而呕吐，食欲欠佳。曾三次入院治疗，无明显效果。始来我所就诊。

就诊前三天，因工作劳累，突然昏倒在地，少顷好转，回至家中卧床，于夜间发热寒战，自服解热镇痛片，汗解热退，但继则寒热往来，精神倦怠，嗜睡，不欲饮食，大便溏薄，小便清长。

望其舌苔白腻质淡红，切脉弦而略数。此为肝阳蕴结，湿浊内困，不得外泄之故。

治则：宜用疏解表里，化湿通阳之法。

方药：自拟"柴桂平胃汤"内服施治。

醋柴胡9g，嫩桂枝8g，姜厚朴10g，炒枳实9g，姜半夏9g，陈皮丝9g，白茯苓12g，炒白芍15g，焦栀子7g，焦山楂10g，生甘草5g，生姜3片。水煎服，连3剂。

二诊：患者寒热往来症状减轻，精神好转，食欲见增，但肝区时有刺痛。故在原方基础上加炒郁金9g，制香附10g，复3剂。

三诊：诸症基本消失，已见明显佳兆。患者询问可否服些成药？考虑后给予"开郁舒肝丸"，每早服1丸；给予"人参健脾丸"，每晚服1丸。

20天后复诊，主诉无恙，肝功检查恢复正常。望其舌苔薄白，切脉弦稍无力。患者此时肝疏脾健，已痊愈。嘱其加强饮食营养，不要过劳，禁忌悲怒，情绪乐观。2个月后随访，一切如常。

按：慢性肝炎，临床验证，多属中医所称之"肝胃病"。辨证求因表明，皆因肝郁不舒，久而犯胃所致。但须根据患者体质，禀赋强弱，肝郁气滞与犯胃日期长短详加判断。同时肝郁多为湿困所致，所以患者常有全身乏力，嗜睡，纳呆化差，苔白薄腻，脉象沉弦或略数等表现。所以，其治则须采用疏肝清热，化湿和胃之法，而药力不可太过或不及，亦宜慢病缓治，方可根除。

十二指肠壶腹部溃疡案

刘某，男，37岁，汽车司机。

病史：胃痛，呃逆，吐酸，食欲欠佳，已达三年之久。曾在医院检查4次，均确诊为"十二指肠壶腹部溃疡"。中西药不断内服，时轻时重，至今不愈，近月余加重，故来求治。

首问既往饮食，患者不能按时吃饭，且就餐时不分冷热与多少，从而引起胃痛，胃胀，每于食后2～3小时开始疼痛，至再进饮食才能缓解，反复发作，伴呃逆，恶心，吐酸，大便干稀不定，有时带血，全身乏力等表现。

望其形体消瘦，面色青黑，舌质淡红，苔薄白，切脉沉弦。此为饮食失调，损伤脾胃，运化无力之故。

治则：宜用益气和胃助化之法。

方药：自拟"柴平香砂养胃汤"，随症加减施治。

醋柴胡9g，姜厚朴10g，广木香9g，白茯苓14g，姜半夏9g，炒白芍15g，嫩桂枝7g，春砂仁7g（后下），白党参18g，生牡蛎25g（先煎），海螵蛸12g，生甘草6g，生姜3片。水煎服，连4剂。

二诊：药后胃痛减轻，吐酸减少，纳稍增加，其他同前。故在原方基础上加大腹皮9g，再4剂，胃痛不显，纳增化差，仍觉乏力。又在上方基础上加生黄芪20g，再10剂后，食欲接近正常，胃痛消失，精神好转。今将上3

剂共为细末,炼蜜为丸,每丸10g,令患者早晚各服1丸。嘱其必须注意饮食,稳定情绪,药后复诊。

1个月后来诊,主诉服药期间,饮食按时定量,并忌寒凉,胃痛未发作,睡眠已佳,最近调换工作,精神振奋。四诊未见异常,原方丸剂继服。

按: 十二指肠壶腹部溃疡,与中医之"胃脘痛"相同,辨证求因,必分寒、热、虚、实,治则宜用寒温热清,虚补实开之法。其形成机理为脾胃运化功能欠佳,导致肝郁,故而成疾。论治法则,惯以疏肝平胃,益气健脾之法,肝疏脾旺,纳化则常。但该病皆为缓慢致伤,与现发胃痛两样。现发者,多为食积所致,导滞则愈;而久病胃痛,必须疏肝健脾,始得痊愈。因而本例患者须慢病缓治,注意饮食,方不复发,否则必犯。告诫患者,必遵医之言。

胃 下 垂 案

案一 胃下垂——藿香正气汤化裁案

陈某,女,29岁,售货员。

病史:患者产后不久,饮食失调,发生恶心,尤其是不分任何食物都恶心,但不吐,时有呃逆,食欲缺乏,每日进食4~5两,形体渐瘦,乏力,至今2年有余。曾在某医院检查,诊断为"胃下垂"。中西医治疗无效,故求余诊治。

就诊时,患者一面主诉,一面取出中药处方数张,主要是"补中益气汤"加减。望其形色,属于一般,舌质淡红,舌苔薄白;问及主证,主要表现为恶心,呃逆,纳减,其他不甚明显;切脉沉弦,一息五至。该病之因,为饮食失调,导致脾胃不和,故而出现"恶心证"。

治则:宜用调胃和中之法治之。

方药:选"藿香正气汤"化裁加减内服。

紫苏梗叶各9g,藿香7g(后下),陈皮丝9g,姜半夏10g,大腹皮9g,白茯苓13g,姜厚朴10g,土白术12g,白党参15g,春砂仁7g(后下),苦桔梗6g,生甘草5g,生姜9g(切碎)。水煎服,连3剂。

二诊:药后恶心明显减轻,效不更方,原方再进3剂。主诉恶心,呃逆不明显,食欲增加,精神好转。为巩固其效,又予3剂,改为隔日1剂。患者见食已无恶心之感,呃逆消失,饮食日增,每日进食已达1斤余。1个月后去某院复查,未见异常,痊愈。

案二 胃下垂——柴平调胃汤案

史某,女,37岁,某纺织厂职工医院西学中医师。

患者诉:胃下垂两年余,曾用中西药治疗,尤其是中药,和其他几位中医共拟补中益气汤加减,先后内服数十剂,日常服补中益气丸不计其数,均不见好转,日益加重,故请余诊治。

首问其主证,诉曰:初患食后胃胀,食欲减退,一年来胃胀而隐隐作痛,呃逆欲呕,胸闷不舒,纳而不化,烦躁心悸,口咽干苦,大便干燥,并有寒热之感,寐而不熟,全身乏力。先后在本院检查三次,均诊断为"胃下垂"。

望体其形虚胖,面色灰白,舌质青暗,苔薄稍干,切脉象沉弦略数无力。断曰:"此为肝气不舒,木郁乘土之故,称为肝郁脾虚"。

治则:宜用疏肝解郁,平胃降逆益脾之法治之。

方药:选"柴平调胃汤"加减施治。

醋柴胡9g,炒郁金7g,炒枳实10g,姜厚朴10g,生大黄6g(后下),白茯苓13g,桂枝7g,姜半夏9g,白党参17g,生龙骨26g(先煎),生牡蛎27g(先煎),鸡内金10g,生姜3片,大枣3枚。水煎服,连3剂。

二诊:药后感觉有效,原方又进3剂,诉曰:症状明显减轻,大便已畅,胃未作胀,隐痛消失,食欲增加,无呃逆欲呕之感,烦去神安,入寐则眠,精神已振。故在原方基础上去生大黄,加炒白芍13g,复进3剂,诸症消失,一切如常,痊愈。

按:"胃下垂"是现代医学病名,亦较常见,且其诊断确实可靠。例一、二患者同病,中医诊治不根据病名,而是以各自之主证,辨证论治。例一是"脾胃不和"之证,治宜用调中和胃之法,其病速痊;例二是"肝郁脾虚"之证,治宜用疏肝解郁,平胃降逆之法,速愈。何也?只有按照中医学固有理论体系去辨证论治,才能获得应有效果。否则,无效。

仅以"胃下垂"为例,余曾对例二中就诊的西学中医师患者说:"该病西医诊断明确,但用中医药治疗,不能见'下垂'就用'补中益气汤'升提,而应相信中医理论独特之长,其主证不同,则治法各异。实践证明,'下垂'就'提升',不但不能中病,反而淹没了中医学的特点。因而中医不可把病名作为论治依据,必遵'证'而析之。您的胃下垂,余治以'降',不是好了吗?"她笑而答曰:"是。"再三嘱其复查,她坚信已愈,不再去查,此乃一遗憾。

胃 翻 转 案

常某,男,37岁,工人。

病史:患者1个月前自觉恶心,空心为甚,近1周食后呕吐,吐后仍食,食后又吐,胃部胀甚而微痛,不时嗳气,呃逆,头昏乏力,大便秘且量少,小便赤短。经某医院门诊诊断为"急性胃炎",治而无效,收入病房。胃肠钡剂提示:胃内积液明显,位置增高,胃大弯翻向后方,与膈肌相近,胃小弯位于胃之下缘,幽门高于十二指肠,壶腹部尖端下移,胃黏膜显示模糊,诊断为"胃翻转"。患者要求服中药。

望其形体健壮,舌质晦暗,苔白厚腻,问及既往饮食,曾有暴饮暴食史,工作劳累,切脉沉紧。此为脾升胃降损伤,气滞中焦,浊逆上冲所致。中医称之为"翻胃证"。

治则:宜用平胃导滞,平降冲逆之法。

方药:选"平胃散"加减施治。

炒枳实10g,姜厚朴12g,炒苍术10g,陈皮丝9g,姜半夏10g,广木香9g,生槟榔片10g,大腹皮9g,紫苏梗9g,生赭石15g(先煎),焦三仙30g,生姜3片。水煎服,2剂。

二诊:第1煎药服后,少顷即吐,半小时后服第2煎,恶心未吐,第2剂早晚各服1次后,吐止,并觉有排气之感。效不更方,进3剂,胃胀减轻,恶心呃逆症状消失,故在原方基础上去生赭石、生槟榔片,再服3剂后,患者自觉无恙。望其腻苔转为薄白,切脉转缓,故嘱其停药观察。

七天后,胃肠钡剂的复查结果为:积液物减少,胃光滑整齐,黏膜规则,幽门居中,排出通畅,十二指肠壶腹部呈三角型。提示:胃翻转消失;胃内还有炎症。

再用上方加焦栀子6g,炒白芍13g,服3剂。患者食欲正常,精神睡眠良好,大便每日1次。痊愈出院。

按:"胃翻转"为现代医学之病名,患者呕吐胃胀,病因难明。辨证知其乃因暴饮暴食,损伤脾升胃降,浊气上逆所致,故而呕吐胃胀,称为"翻胃证"。治以平胃导滞之法,滞去则脾气上升,胃气下降,功能恢复,运化正常,此为该证痊愈之理也。

梅尼埃病案

刘某，女，41 岁，干部。

病史：近年来不时头昏，3 个月前，某日突发头晕目眩，仰卧于床，自觉房屋旋转，并发恶心呕吐，不能行走，坐卧不宁，烦躁不安，口苦咽干，2～3 日好转，但不断复发，其证同前。遂去某医院内科诊治，医师详检：血压 130/80mmHg，血、尿常规正常，其他亦无异常。转五官科会诊，诊断为"梅尼埃病"，后给予镇静药以及维生素等，久而不效，故请余治疗。

望其颜面潮红，目睛赤暗，舌质色红，苔黄白薄且干，闻及呼吸稍粗，问如上所诉，切脉沉弦略数，其他不显。此为肝经独热，失其条达，上冲于脑所致，称为"眩晕"。

治则：宜用疏肝清热，潜阳降逆之法。

方药：自拟"柴胡清眩饮"内服施治。

醋柴胡 9g，炒黄芩 7g，姜半夏 9g，白茯苓 13g，嫩桂枝 6g，石决明 20g（先煎），钩藤 18g（后下），霜桑叶 10g，珍珠母 20g（先煎），生牡蛎 28g（先煎）。水煎服，连 3 剂。

复诊：药后眩晕发作时，无房屋旋转之感，可静卧于床，但头汗自出，食欲欠佳，故在原方基础上加白党参 15g，焦山楂 10g，再 3 剂。药后诸症大减，为巩固疗效，复进 3 剂，再诊如常，自觉无恙。

按：眩晕病证，治辨虚实，此为肝独生热，气滞有余所致，乃实证。柴胡醋炒可疏肝，黄芩可清热，茯苓同桂枝可平降冲逆，石决明、珍珠母、牡蛎可潜阳，他药佐之，使热清肝疏逆降，故而速愈。其病在肝，不在其他也。

白 塞 病 案

李某，女，32 岁，干部。

病史：患者初病时发冷发热，状似感冒，继而有嗜睡，而目不闭，心中恍惚，起卧不安，不思饮食，闻食腥臭，面目乍赤乍青乍白等表现，不久后，口腔、前阴、肛门处开始出现斑点溃疡，至今已三月余，不愈。经某医院检查，诊断为"白塞病"，并嘱其请中医治疗。

四诊合参，症状明确，切脉沉滑略数不平，似《伤寒论》中所说的"狐惑病"。其病因为湿热内郁，宣泄失宜所致。

治则：宜用清利湿热，解郁泄毒之法。

方药：选"甘草泻心汤"稍作化裁施治。

炙甘草 10g，炒黄芩 9g，白党参 15g，干姜片 6g，川黄连 5g，姜半夏 9g，生薏苡仁 20g，金银花 13g，青连翘 10g。水煎服，连 5 剂。

复诊：药后诸症好转，效不更方，复进 8 剂，精神，饮食，睡眠均正常；口腔及前后二阴溃疡基本消失。改为隔日 1 剂，连 5 剂，后症状不显，予以停药。半月余后随访，一切如常。

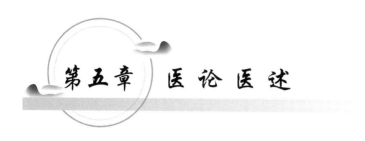

第五章 医论医述

中参西对麻疹防治法则的概述

麻疹，是小儿急性传染病之一，儿科医师多将本病视为专科性疾病。由于近年来采取多种预防措施，其发病率大为减少，但在某地区、某季节还时有发生。因而，对此病的预防和治疗仍须重视。

一、麻疹病因

中医学和临证经验证明，麻疹病因是由内因"胎毒"和外因"天行时气"所引起的。"胎毒"是指先天存在于气血中的一种不同程度的热毒。这种热毒在尚未自消的生长过程中，遇到"天行时气"后，便会引起麻疹的发生。在不同地区、不同时期，麻疹发生的多少不一样。

二、预防验方

麻疹的发生及其传染，是由于"胎毒"和"天行时气"相互博结形成的，经空气、飞沫传染他人。其病之轻重在于胎毒的旺盛程度，胎毒重其病亦重，胎毒轻其病亦轻。

小儿患过一次麻疹之后，内在的"胎毒"如果完全发泄出来，那以后即使再遇"天行时气"也不会发麻疹。有极少数儿童可能由于上次的麻疹"胎毒"没有彻底发泄而再发麻疹，但其症状是轻微的。

临证表明，6个月内的初生婴儿很少有患麻疹的，麻疹多发于1～8岁的儿童。对于没有患过麻疹的儿童，可予以"清热解毒"的中药内服，防止麻疹的发生。

验方：自拟"清解胎毒汤"内服施治。

紫草根 10g，大青叶 7g，赤芍 7g，炒黄芩 5g，金银花 9g，生甘草 4g。水煎服。

服法：1剂煎2次合一起，按年龄分服。

1周岁左右，分12次，每日早午晚各服1次，4天服完。

2～3岁，分9次，每日早午晚各服1次，3天服完。

3～5岁，分6次，每日早午晚各服1次，2天服完。

6～8岁，分4次，每日早晚各服1次，连服2剂。

对于1～8岁的儿童，应于每年冬末春初服用"清解胎毒汤"1～2剂，连服3年，可使"胎毒"渐清，若遇"天行时气"不仅能防止麻疹的发生，还可预防感冒。

三、麻疹诊治

诊断：儿童发病，多有发热的先驱症状，一般来说，初发麻疹常常有类似感冒的症状，患儿突然发热，第二天热退身凉，后来又开始发热恶寒，很多人根据症状起伏会误判为感冒反复发作，单纯给予退热治疗。不考虑麻疹的可能性，只按照感冒治疗，这是极其错误的。根据其发展过程，麻疹可分为初热期、发疹期、恢复期三个时期。

（一）初热期

《痧麻明辨》载："凡遇出痧之年，如有发热，乍起乍止，手足稍冷，咳嗽喷嚏，目红耳涩，面腮或赤，眼泪汪汪，鼻流清涕，食粗不食等症，即是出痧之候"。临床证明，确系麻疹初期的特征。

古人对麻疹初期症状的记载，与现代医学所说的麻醉前驱期症状相同，在这一阶段，若患儿口腔内颊黏膜靠近臼齿处出现一些小白点，可作为诊断麻疹的重要依据。此期有时亦可见到其他部分有黏膜疱疹，但不是正式麻疹。以上症状均可作为本病早期诊断的依据。

初热期的症状，是由体内"胎毒"与口鼻而入之"外邪"接触后，人体内的"正气"（即元气）奋起抗邪而导致的，此时正气盛而邪气亦盛，是正邪互争的结果。这一时期一般持续3～4日。

麻疹初热期的治则，宜以宣发、轻解、散表为主，但必须根据发疹季节选用不同性质的发散药物。如张子和曾指出："若遇天气温热之时，用辛凉以解之，若遇大寒凛冽之时，宜辛温解之"。临床验证，若患儿体质较强，表现为热毒壅盛之象，虽在天寒季节，亦必辛凉之法；若患儿体质较弱，表现为气血虚寒，毒气难以外泄之象，虽在暑季，亦需酌用辛温之品；或不论季节，患儿表现为内脏灼热，且风寒外束，毒邪不易透发之象，亦需用辛温之剂。麻疹在人体内是一种热毒，但热毒有轻有重，由外邪引起者亦有盛有微,在同等情况下,应根据患儿之体质强弱区别对待。总之,用辛凉之法不宜过重,用辛温之剂宜佐清热解毒之品,这是因人、因时,从整体出发所得之经验。只有这样,才能促使毒邪透发外出,达到预期目的。余对麻疹初热期的治则,常选以下方法和方剂进行加减施治。

【验方】自拟"宣毒发表汤"内服施治。

生荆芥 6g(后下),苏薄荷 6g(后下),牛蒡子 5g,粉葛根 7g,炒杏仁 8g,苦桔梗 6g,陈皮丝 6g,净蝉蜕 7g,生甘草 3g。水煎服。

服法:每剂煎 2 次合一起,1~3 岁患儿,分 9 次,每日早午晚各服 1 次;4~6 岁患儿,分 6 次,每日早午晚各服 1 次。

【随症加减】

1. 热毒壅盛,颜面潮红,口咽干渴或红肿疼痛,眼结膜充血明显,大便秘结者,加金银花 7g,青连翘 7g。

2. 呕吐,呃逆,腹泻者,加藿香 6g(后下),焦山楂 7g,猪苓 8g。

3. 风寒外束,疹透不出者,加生麻黄 3g,紫苏叶 5g。

作用:本方为辛温发表剂,具有轻解发汗的作用,可促进血液循环,使毒气由里达表,增加其外泄之功,是麻疹初期的有效方剂。

（二）发疹期

发疹期,古人谓之:"见形。"《痧麻明辨》载:"凡痧在发热六日而见,一定之规也,然亦有两三日及七八日不等者,其初多于耳后腰间,先见细细红点,然后由太阳两颊,渐渐铺开,其点较前稍大,微微高耸,唯四肢尚少,至第三日,从头至足,无处不有,点具联络成片如堆沙之状,是为出齐而透。"这一论述,经实践证明是正确的。

发疹期的治疗,经用发表之剂后,若发疹外透,则发表性药物即停止,改用辛凉解毒之剂治之。

【验方】自拟"清热解毒"内服施治。

金银花 9g,青连翘 7g,大赤芍 7g,紫草根 8g,化橘红 7g,苦桔梗 7g,霜桑叶 8g,炒杏仁 8g,西河柳 9g,水煎服。

【随症加减】发疹期是麻疹向外透发的重要时期,若此时症状减轻,疹色和密度均正常,则不用发表剂,而改用清热解表剂,使血液内清,毒气无留,这是治疗的基本法则。若在发疹期间,其疹不能如期外透,同时出现喘促等,此为异常病变,应在原方基础上去金银花、连翘、紫草,加生麻黄 6g,生石膏 18g(先煎),甘草 5g,严重者可加川黄连 4g。

本方中麻黄可加强透疹平喘之功,石膏可清热解毒并制约麻黄的辛温之热，甘草缓而和中，黄连可清心肺之邪热。此时虽为重证，但仍可化危为安。

仍需指出，若小儿未满 10 岁，体质较弱，则用药剂量不宜过大，配伍亦不应复杂，如药剂过量，不仅不能收到效果，反而会激起其他病变。同时方内药味分量的多少，在配伍时亦须注意。如上方为"麻杏石甘汤"加减，余用于 1～2 岁患儿时，麻黄 4g，甘草 4g，石膏 12g（先煎），杏仁 7g，在一般情况下，麻黄和甘草分量相等，而石膏则多两倍，杏仁中量。按照这个比例运用，不仅可使方内之药相互制约以达平衡而生效。关于煎药问题，最好是先煎石膏，后放麻黄煎数分钟，将水面泡沫撇出，再放其他药，煎取 200ml。其内服量一般为每次 20～30ml，4 小时服 1 次，待症状减轻后，可改为 1 日 3 次。总之，方剂药物配伍及服药剂量必须适宜，只有这样才可收到效果。

 关于预后的经验之谈

麻疹发疹期，其诊断治疗和护理非常重要，是有关预后良否的关键时期。古人曾指出："顺证不必治，逆证不可治"，第二句话虽不正确，但也在一定程度上说明了逆证具有危险性，在诊断治疗护理方面要特别注意，防止恶变。以古人之说结合个人临床经验，发疹期主要是从"望诊"等来辨别吉凶。简述于下：

望神色：在发疹期可因高热而致精神和形态疲乏。如目闭不开，昏沉嗜睡，其病势为重；如昏迷不醒，或阵笑，或烦躁不安，其为危象；如气喘鼻煽。

望疹出：麻疹所出顺序，宜由耳下腮部，面、头、胸、背、上肢、腹部、下肢为序。若手足心均明显者，为疹出齐，是顺证的表现。若先见头面而未及四肢者，为未出齐，是逆证的表现。

望疹形色：麻疹形色，若疹点细密，红润，浮于皮肤之上，摸之涩手者，为顺证；若疹色淡红或紫赤晦暗，形态错乱，似隐于皮下者，为逆证；若疹色鲜明尚未弥漫全身时，其疹突然减少或不见者，或疹色黑如煤烟，焦枯无润泽者，均为危急之证。

望舌：麻疹发疹期，舌质应由淡转红，舌苔应由白薄转黄燥，此为必然之象而为顺。若舌质紫绛，舌面或舌苔焦裂而无津者，为血分毒盛的表现，为重证。

闻呼吸：麻疹患儿多有咳嗽气粗的表现，此为必然之象，古人说："非此其疹不能外透也"。若闻气息不平，喘急痰鸣者，为病毒内蕴之象，为危候。与现代医学所称的"并发肺炎"一样，应速治。

切脉：小儿麻疹为热性病，以脉象浮数为正常，但不宜洪大或沉细而止，亦不宜过数，一般至数不超过 120 次 /min，洪大是毒盛病重的表现，沉迟或过数是心气衰弱或衰竭的征象，此二者均为危候，其治难矣。

体温：麻疹发疹期发热是正常现象，但有轻重之别，虽可以望闻切诊知其顺逆，但以体温测其热之高低亦很有价值。发疹期的发热以 39℃ 左右为宜，如过低，则可导致皮疹难透，心气衰弱等病变。

鼻出血：发疹期中，患儿神志清醒而出现鼻出血者，是病毒随血外泄的表现，并非异常；若因人事不清，烦躁不安而鼻出血者，则为恶候。中医称前者为"血热妄行"，称后者为"血不归经"。

（三）恢复期

恢复期古人谓："正回"。《痧麻明辨》载："痧至三日发透，即渐渐带回，先由头面，次及肢体，点则一日平一日，色则一日淡一日，是为正回，亦三日为变"。在临床中，麻疹渐回是良好现象，但视他证之减退与否亦很重要。如见麻疹渐回而身热不减，精神不振，饮食不进，或嗜睡，或频繁不眠者，仍要继续诊治，以助顺利恢复。如发现其他症状，或出现热退而复升者，则为疹毒未净，余热未清，或病后气衰之故。其治疗法则，必用甘寒养阴清热之法。

麻疹恢复期，不论发热或不热，只要见有咳嗽气粗，口唇干燥，颜面及皮肤干燥，食欲缺乏，烦躁等表现者，均为热邪有余，阴液亏损，肺津不足，宣降失宜之故。吴坤安说："痧后咳嗽，余热在肺也，宜泻白散""凡痧伏邪未清，致伤阴分而发热不止者，宜甘寒养阴""肺胀喘急，胸痛气秒者，此温邪伤肺，欲酿内痈也，急用活水草根、桃仁、苡仁、栝蒌皮、冬瓜子、空沙参、黑玄参、连翘之类清之"。由上可知，凡麻疹后患咳嗽等证者，皆为热邪未清，灼肺伤阴之故。

经验证明，麻疹恢复期，其顺证可不治也，如现逆证必予施治。至于其治疗法则，余常用清热养阴兼化毒之法，效果良好。

【验方一】自拟"清养化毒汤"内服施治。

麻疹恢复期，皮疹已没而身热不解者，可用"清养化毒汤"内服施治。

乌犀角（现临床代用）2g（冲磨），粉葛根 6g，川黄连 2g，炒知母 7g，鲜芦根 30g，生甘草 4g。水煎服。

【验方二】选《局方》中的"甘露饮"加减施治。

大熟地 15g，麦冬 10g，天冬 10g，地骨皮 9g，南沙参 10g，生白芍 12g，炙枇杷叶 9g，生甘草 5g，水煎服。

以上两方均适用于麻疹后期阴亏津伤，发热咳嗽等证。

麻疹三个时期的治疗，是一般施治法则，在具体运用时，应根据当时主证之不同，灵活化裁，尤其要医护合作，才能达到治愈目的。

论夏令暴发吐泻证治法则
（急性胃肠炎和食物中毒）

吐泻证在一年四季均可发生，尤以夏秋两季多见。因此，本文专述暴发吐泻胃肠疾患的证治法则。

在中医学中，暴发吐泻证常被称为"霍乱"。"霍乱"一词最早见于《黄帝内经》，曰："土郁之发……故民病心腹胀，肠鸣而为数后……呕吐霍乱"。张仲景在《伤寒论》中说："病发热，头痛，身疼，恶寒，吐利者，此属何病？"名曰："霍乱。"又描述："心腹绞痛……其有先心痛者，则先吐；先腹痛者，则先利；心腹并痛者，则吐利俱发。挟风而实者，身发热，头痛体疼而复吐利；虚者，但吐利，心腹刺痛而已"。所以，民间又称其为"绞肠痧"。

现代传染病学研究发现，真正的霍乱是由霍乱弧菌引起的。霍乱患者粪便中可检测出霍乱弧菌，但临床上可无显著腹痛和发热等症状。而古代医学所称的"霍乱"主要表现为上吐下泻，腹痛发热等。因此，很难证实古之所称"霍乱"是否由真正的霍乱弧菌引起，可能只是急性胃肠炎或食物中毒的吐泻证。

清代王清任著的《医林改错》中曾记载了霍乱大流行的情况，"道光元年……病吐泻转筋者数省，京都尤甚，伤人过多，贫不能葬埋者，国家发帑施棺，月余之间，费数十万金（即公元 1821 年）"。王孟英记载了霍乱病 41例，其中腹痛的有 29 例，这其中有一部分是由霍乱弧菌引起的"真霍乱"。

吐泻证主要是饮食不洁引起的。《金匮要略》中说："驴马肉合猪肉食之成霍乱""兔肉着干姜食之成霍乱"。关于吐泻的病因，巢元方在《诸病源候论》中曾说："冷热不调，食之不节，使人阴阳清浊之气相干，而变乱于肠胃之间，则成霍乱。"具体说明了"病从口入"是本证发生的关键原因。若要预防吐泻证的发生，则需要全社会各行业加强卫生管理，特别是饮食卫生的管理，只有这样，方可减少或杜绝本病的发生。

暴发吐泻证，中医一般分为：热霍乱、寒霍乱、干霍乱三类。

一、热霍乱

急性吐泻，发热，恶寒，头身疼痛，口渴，腹胀而痛，舌苔白腻，脉浮紧略数等。此为饮食不洁，以致脾胃湿热，加之外受疫毒之邪所引起。

治则：急以针刺"十宣"使之出血，随用"藿香正气散"加减煎服。

方药：广藿香 9g（后下），紫苏叶 9g，陈皮丝 9g，姜半夏 10g，姜厚朴 10g，大腹皮 9g，土白术 10g，炒苍术 10g，白茯苓 12g，广木香 9g，建神曲 10g，苦桔梗 9g，香白芷 7g，生姜片 5g。水煎服。

如见头痛发热，汗出，腹胀痛，脉浮缓者，则为贪凉饮冷，外受暑邪，阻遏脾胃，升降紊乱所致。治宜用香苏饮煎服施治。

方药：紫苏叶 10g，姜厚朴 10g，炒扁豆 15g，苦桔梗 9g，春砂仁 9g（后下），焦神曲 10g，滑石粉 10g（包煎），香薷 10g（后下）。水煎服。

又如出现发热头昏，口干欲饮，小便赤少，脉浮数者，则治疗急以"六一散"9g 白水冲服。

如因吐泻过多，津液衰竭（脱水），导致转筋（腓肠肌痉挛），腹痛，口渴，烦躁，眼眶下陷，四肢厥逆，汗出如珠，面色灰暗，脉浮等证者，则为毒邪入血，气滞络瘀所致，是严重的脱水中毒之象。宜速予"活血解毒汤"（王清任方）加减内服。

方药：青连翘 10g，粉葛根 9g，北柴胡 9g，全当归 10g，大生地 12g，大赤芍 9g，炒桃仁 10g，南红花 9g，炒枳壳 10g，生甘草 5g，水煎服。

二、寒霍乱

突然吐泻，恶寒腹痛，四肢不温，精神萎靡，舌苔白薄，脉弦弱等。此为素体虚弱，饮食生冷，内伤脾胃，外受寒邪之故。宜用"六合汤"加减施治。

方药：香薷 9g（后下），人参 7g（另煎），白茯苓 12g，炒扁豆 12g，炒苍术 13g，春砂仁 9g（后下），姜厚朴 10g，宣木瓜 10g，姜半夏 10g。生姜、大枣为引，水煎服。

如现腹部抽痛，恶寒畏风，四肢厥冷，汗出，苔白，脉微细无力者，宜用"四逆汤"加减施治。

方药：干姜片 7g，制附子 7g（久煎），炙甘草 6g，土白术 15g，炒吴茱萸 3g，春砂仁 9g（后下）。水煎服。

如现吐泻不止，腹痛，转筋（抽），身凉汗出，大渴饮冷，舌干口燥，脉沉细或洪大无力者，则为寒极津竭所致，故欲饮冷。治宜用"急救回阳汤"（王清任方）加减施治。

方药：白党参 25g，干姜片 9g，土白术 18g，生甘草 6g，炒桃仁 10g，南红花 9g。水煎频频饮服。

三、干霍乱

患者欲吐不得吐，欲泻不得泄，腹部绞痛，胸中闷乱，烦躁不安，脉沉伏等。余有 3 种常用的治疗方法，简述如下。

烧盐探吐法 食盐 5g，炒，研，以热童便调服，服后以手指探压喉头以引吐。

泻血法 以三棱针刺"尺泽穴"使之出血。

刮法 以铜钱或银币蘸香油，在背脊颈部向下反复刮之，以皮肤发红似乎出血为度，瞬间即愈。

暴发吐泻证，中医一般称为"霍乱"，它是一种急性胃肠病。古人强调若为饮食失节和外感疫邪引起的突然吐泻，如不及时施治，则会很快使之津伤（脱水），甚至津亡，以致救而不及。

浅谈咳嗽证的辨证论治

咳嗽是最常见的病证，许多疾病都可能引起咳嗽。古人认为，咳是无痰而有声，嗽是无声而有痰。从病理上讲，咳是由肺气虚损导致的，而嗽则是由脾虚湿盛引起的，临床虽然统称咳嗽，但《黄帝内经》曰："五脏六腑皆令人咳，非独肺也"。其概说如下。

肺咳：咳而喘息有声，甚则吐血。

心咳：左胸痛，喉中梗塞，动则咳剧。

脾咳：胸中憋痛，牵引肩背。

肝咳：右胁下痛，甚则胸部闷。

肾咳：腰背憋痛，咳甚失尿。

胃咳：咳而恶心，甚则呕吐。

胆咳：咳而口苦，咳剧呕胆汁。

大肠咳：咳而矢气，甚则大便遗。

小肠咳：气尿俱矢。

膀胱咳：咳则遗尿。

后世医家对咳嗽证的论治很多,如张景岳说:"咳嗽一证,窃见诸家立论太繁,皆不得其要,多致后人临证莫知所从,所以治难得效"。又说:"然则五脏之咳,由肺所传,则肺为主脏……故五脏六腑各有其证,正以辨其兼证尔。即有兼证,则亦当有兼治,虽有兼治,然无非以肺为主也"。他言明咳嗽之证,病机主要在肺,与现代医学所说的咳嗽是多种呼吸系统疾患之一是一致的。

综合上述,辨证求因,必分内伤、外感两大类,但经验证明:外感先病肺,以肺为主;内伤先病他脏,而后传肺,以肺为次。所以咳嗽证的辨证,必须主次分明,方可论治。余以历代古人之论和临床所见之证的特点为依据,将外感类咳嗽作一介绍,至于内伤咳嗽则再作专论。

外感咳嗽证的辨证求因,论治其本,必分:风咳嗽(类似"急性上呼吸道感染"),热咳嗽(类似"急性支气管炎"),寒咳嗽(类似"慢性支气管炎"),燥咳嗽(与"干性支气管炎"或"支气管扩张"近似),湿咳嗽(与"慢性支气管炎急性复发"概同)。这五种为常见,分别述之。

一、风咳嗽

风咳嗽即伤风咳嗽,是一种上呼吸道(包括鼻、咽喉、气管等部分)的黏膜发炎所致的咳嗽。这种伤风咳嗽,在中医学中有"伤风"与"伤寒"之别。

(一)伤风咳嗽

伤风咳嗽的主证是鼻塞、流涕、声重、恶风、汗出、脉浮等,属于轻邪,此与"急性上呼吸道感染"之咳嗽相似,治宜用散风宣肺之法。

方药:选"杏苏饮"加减施治。

紫苏叶9g,炒杏仁10g,前胡10g,牛蒡子10g,炒枳壳10g,苦桔梗9,陈皮丝9g,姜半夏9g,白茯苓10g,生甘草5g,生姜片5g。水煎服。

紫苏、杏仁可疏风镇咳;前胡、牛蒡子可理气化痰;枳壳、桔梗和二陈可利肺宽胸,全方共奏散风宣肺之功。肺气宣降得宜,则咳嗽之疾祛矣。

(二)伤寒咳嗽

咳嗽稍喘,咳时头痛,恶寒无汗,口润不渴,脉多浮紧。此邪较重,与现代医学所称的"急性支气管炎"类似。治宜用温肺散寒解表之法。

方药:选"小青龙汤"加减施治。

生麻黄7g,嫩桂枝7g,炒白芍10g,炒杏仁10g,辽细辛3g,干姜片5g,陈皮丝9g,姜半夏10g,白茯苓10g,白党参15g,五味子7g,生甘草5g,生姜3片。水煎服,取微汗。

二、热咳嗽

热咳嗽即热邪伤肺,表现为发热面赤,咳嗽气粗,咽喉干燥或痛,鼻呼之气有发热之感,口干引饮,吐痰黄黏,甚则带血或有腥味,脉洪数。如见于老人或小儿,则病情较重。类似于现代医学所称的"支气管肺炎"。治宜用清肺化痰之法。

方药:选"泻白散"加减施治。

炙桑白皮 9g,炒杏仁 10g,霜桑叶 9g,炙枇杷叶 10g,酒黄芩 6g,化橘红 9g,麦冬 10g,炒知母 10g,苦桔梗 9g,生甘草 5g。水煎服。

如现咳嗽喘息,胸部憋痛者,则宜用宣热利肺之法治之。

方药:选"麻杏石甘汤"加减施治。

生麻黄 9g,炒杏仁 10g,生石膏 20g(先煎),川黄连 5g,炙桑白皮 9g,苦桔梗 9g,生甘草 6g。水煎服。

三、寒咳嗽

寒咳嗽多为寒邪袭肺所致,初轻而不断感染,以致时轻时重,日久不愈。此证类似于现代医学所称的"慢性支气管炎"。治宜用温肺散寒之法。

方药:选"小青龙汤"加减施治。气虚者加白党参;复感加重,有热者加生石膏。

四、燥咳嗽

干咳无痰,频咳连声,咽喉不利,甚则声哑,口渴欲饮,时而烦躁等。治宜用润肺宁嗽之法。

方药:自拟"沙参杷叶汤"加减施治。

辽沙参 15g,炙枇杷叶 10g,炒杏仁 10g,麦冬 15g,炒知母 15g,川贝母 9g,粉丹皮 10g,苦桔梗 9g,生甘草 6g。水煎服。

五、湿咳嗽

湿咳嗽是咳嗽即有痰,痰黏滑而易咯出,患者常感胸闷不舒,甚则胃胀,纳呆食少,脉缓滑。治宜用燥脾除湿,和胃化痰之法。

方药:选"二陈平胃汤"(《症因脉治》方)加减施治。

姜半夏 10g,陈皮丝 9g,白茯苓 12g,炒苍术 12g,姜厚朴 12g,炒枳壳 10g,莱菔子 9g,焦山楂 10g,生甘草 5g,生姜 3 片。水煎服。

上述五种咳嗽，因证不同，故治则各异。风、热、燥咳嗽者，获效较易，一般3～5剂药可愈；寒、湿咳嗽者，其治较慢，不宜大剂，一般内服10余剂，其症状可由缓至轻，继而渐渐痊愈，此乃经验之谈也。

咳喘病证诊治之心得

咳喘病证，患则缠绵，其治难痊。本证多见于急性初发失治或误治，转为慢性而不断继发咳喘，或单发哮喘者。初患者，若及时诊治，则易痊愈；若迁延日久，反复发作，形成慢性者，虽可治愈，但难根除。喻嘉言曰："人身难治之病有百证，咳喘病为其最也"。说明了该证的顽固性。

在诊治方面，历代医家，各抒己见，论述浩繁。张景岳曾说："咳喘一证，窃见诸家立论太繁，皆不得其要，多致后人莫知所从，所以治难得效"。又曰："然则五脏之咳，由肺所传，则肺为主脏……故五脏六腑各有其证，正以辨其兼证也耳……虽有兼治，然无非以肺为主"。但按其法亦未见捷效。

因而，余在诊治方面不泥于古，究其根源，从肺脏生理着手，始获良效。即肺之生理乃"手太阴经"，太阴即阴气旺盛，也就是说，肺脏本身属阴，自然喜温，而肺开窍于鼻，主呼吸，司开合，常受外界正气的温煦，保持正常的肃降，使邪不入内而无疾。如遇不正之气，特别是寒邪，则可使肺脏发生疾患。而现代医学认为，肺对鼻腔吸入的空气有湿润、滤净的作用，上呼吸道感染或吸入刺激性气体等，皆可使肺脏发生疾病。

鉴于此，余则坚定不移地根据"肺属太阴最怕寒"这一生理特点进行论治，使肺得温，正气存内，邪不相干，其邪必散。因而，在诊治咳喘之疾时，只有勿忘这一根本法则，才能取得良好效果。特拟"咳喘病诊治法则七言歌诀"。

咳喘病诊治法则七言歌诀

肺脏属阴最怕寒，风寒袭肺易咳喘，
诊治法则宜辛温，寒散肺宣咳喘痊。
风热犯肺辛凉甘，方药禁忌用苦寒，
燥火咳喘阴虚热，法宜甘寒养肺腑。
内伤虚损甘温补，冬病夏治疾可痊，
万勿苦寒伤肺络，治则属效乃经验。

典型医案

吕某,女,27 岁,某医院护士。

病史:产后 80 多天,义务劳动,因口干渴一次吃了 20 个冰棍。当晚即咳嗽不止,继则喘息,胸闷纳减,身热汗出,倦怠无力,日益加重。2 个月来中西医诊治无效。

望其舌质淡红少苔而干,切脉浮而略数无力。此为产后气阴不足,饮冷太过,重伤肺阴,寒凝气道所致。治宜用甘温润肺,益气宣络之法。

方药:选"当归补血汤"加味施治。

生黄芪、炙黄芪各 15g,全当归 9g,陈皮丝 7g,炒白芍 13g,嫩桂枝 7g,麦冬 10g,五味子 9g,炒远志 9g,川贝母 7g,炙紫菀 9g,炙甘草 6g,干姜 2 片,大枣 3 个,水煎服,连 2 剂。

二诊:药后咳喘稍平,身热汗出减轻,效不更方,再 3 剂。

三诊:喘止尚咳,食增,热、汗消失,精神已复。上方不作加减,连 3 剂。又复进 3 剂之后,改为隔日 1 剂,诸症不显,状如常人。嘱其近期绝对禁忌生冷寒凉食物,日常亦须少饮。1 个月后随访,已恢复健康。

按:此例患者,病因明确,为"肺脏属阴最怕寒"所致,治宜用甘温益气润肺之法。为何能速效而痊愈?一是由于病期短,二是由于肺喜温润之故。久经验证,不论任何寒性之物皆可伤肺,寒与寒遇,其性必凝,凝则不宣,故病咳喘。凡咳喘之疾,不论外感、内伤、虚实新久,若袭用寒凉之剂,不仅不能取效,反而会导致病邪加深,此为余所不为也。咳喘证治法则乃余暴发久验之心得也。

中医药治疗高血压病例分析

一、中西医结合检查

我们对高血压病的治疗,是以西医全面体检和理化检查为依据的。该病症状明显,其舒张压一般高于 90mmHg,收缩压一般高于 140mmHg。本文主要论述中医药辨证论治高血压。

本组高血压没有进行现代医学病类分型及分期,对其中部分患者的理化检查不够全面,因而本组病例在统计方面尚有欠详之处。只是在治疗前做了疗效标准的一般规定。即:

显效:血压降至正常或收缩压下降 30mmHg 以上,舒张压下降 20mmHg

以上，自觉症状完全消失或明显减轻者。

好转：血压下降接近正常或收缩压下降20～30mmHg以上，舒张压下降10～20mmHg，自觉症状减轻，或经治疗后血压下降不多，但自觉症状消失者。

无效：血压未下降，或降而复升亦不稳定，自觉症状无改变者。

二、中医辨证论治

中医学中无"高血压"这一病名，临床主要根据文献记载和临床所见之证，结合西医测定的血压情况，四诊合参，进行辨证论治。其论治过程也是比较复杂的。因而，余化繁从简，将其证型分为三类进行论治。

（一）阴虚阳亢型

此为肾阴亏损，水不涵木，肝阳上亢所致。头晕目眩，或头痛脑涨，心悸耳鸣，失眠健忘，腰酸腿软等。脉象一般多表现为沉细滑缓或两尺微涩，舌质淡暗，苔白薄干。凡属此类型者，治宜用滋阴镇肝之法。

方药：选"建瓴汤"加减施治。

生地20g，怀山药30g，炒白芍15g，柏子仁13g，怀牛膝12g，生赭石25g（先煎），生龙骨20g（先煎），生牡蛎25g（先煎），桑寄生13g，焦杜仲10g，焦山楂10g。水煎服。

本方以生地、山药滋阴补水，以白芍敛肝潜阴，以赭石、龙骨、牡蛎镇肝降逆，以柏子仁宁心定悸，再加上牛膝、桑寄生等，共奏滋肾水涵肝木，镇逆安神之功。

（二）肝阳独亢型

此为肝经蕴热，木生风而上冲所致。其主证为头热胀痛，昏晕耳鸣，目眩不清，口苦舌燥，烦躁易怒，四肢麻木，头重脚轻。脉象一般多表现为弦而略数或浮紧，舌质红苔白干。属此类型者，治宜用平肝潜阳，清热息风之法。

方药：选"天麻钩藤饮"加减施治。

明天麻9g，钩藤20g（后下），酒黄芩9g，石决明30g（先煎），焦栀子7g，醋柴胡9g，姜半夏9g，川牛膝10g，白茯神10g，紫丹参9g，首乌藤10g。水煎服。

本方以天麻、钩藤、石决明平肝祛风，佐黄芩清热，栀子除烦，柴胡、半夏疏肝降逆，牛膝活血通络而引之下行，茯神、丹参、首乌藤镇静安神，共奏潜阳之效。

（三）脾胃失和型

此为脾胃内伤，升降失和，痰浊上泛所致。中医称为"痰厥头痛"。其主证为头痛如裹，头眩目暗，胸闷不舒，不时恶心，身重肢冷等。脉象一般多表现为沉滑或滑缓无力，苔白而润。属此类型者，治宜用和中化痰，降浊升清之法。

方药：选"半夏天麻白术汤"加减施治。

姜半夏10g，煨天麻9g，土白术13g，炒苍术13g，白党参15g（或人参6～7g另煎），炙黄芪20g，白茯苓12g，陈皮丝9g，炒麦芽13g，焦神曲10g，炒黄柏6g，干姜片5g，泽泻片10g。水煎服。

本方以半夏和胃化痰，以天麻祛风，以党参补虚，以二术健脾除湿，以茯苓、泽泻导水，以陈皮理气之升降，以麦芽、神曲消食化滞，以黄柏清火，以干姜温里祛寒，共奏调和脾胃，升阳降浊之功，使之正常运行。

三、病例分析

（一）基本情况

总有患者31例，年龄最小者16岁，最大者75岁，中以51～60岁者发病率较高。

本组病例最多见之症状为头痛，头昏，头晕；其次为眼花，耳鸣，健忘（记忆力减退），心悸，失眠，四肢麻木等。经中药治疗后自觉症状都有不同程度的减轻，其中以头痛，头晕消失者较多。

（二）疗效

本组31例高血压患者在临床实践中经辨证将划分为三个类型，经辨证治疗，大多数患者的自觉症状消失或减轻，血压均有不同程度的下降，其中收缩压最多下降70mmHg，舒张压最多下降50mmHg，有效率约占70.97%，其中显效7人，好转15人，无效9人。

根据病历记录进行总结，31例高血压患者，服药最少的为15剂，最多的为45剂，平均为30剂左右。经过1～2个月的随访，自觉症状反复的很少，有的血压下降还不稳定，有待今后再进一步研究。

中西医结合治疗溃疡病

溃疡病是临床常见病，是我在呼和浩特市中蒙医研究所重点研究治疗的疾病之一。现将中西医结合治疗12例溃疡病的观察，做初步总结。

一、诊断

由西医诊断,因中医无此病名。为了研究治疗,发挥中药效能,故采取西医进行诊断,中医运用辨证论治原则进行施治的模式,以探讨其疗效。

西医以一般物理诊断和常规化验(血尿便常规)及大便隐血检查为主;100%的患者做了胃肠钡剂造影的检查,个别患者做了胃液分析。溃疡病的类型可分为胃和十二指肠溃疡两种。

中医四诊互参,运用脏腑辨证,鉴别寒、热、虚、实四类不同的属性,结合年龄、体质、病程等,予以立法,配伍组方,给患者内服。

二、一般分析

性别:12例患者均为男性。

年龄和例数:18～20岁的0例;21～25岁的3例;26～30岁的0例;31～35岁的3例;36～40岁的1例;41～45岁的4例;46～50岁的1例。由此看出,年龄在41～45岁的男性发病率较高。但本组例数少,因而还不能说明较为确切的问题。

病期和例数:发病1年的1例,2年的2例,3年的3例,4年的2例,5年的1例,6～7年的0例,8年的1例,9年的0例,10年的1例,10年以上的1例。由此说明,本病是一种慢性且较难自愈的疾病。

症状分析:大多数患者,均有上腹部疼痛和压痛,反酸,嗳气等症状。所以中医一般将本病称为"胃脘痛"。经辨证论治后,患者症状大都消失,其饮食也已接近正常。

三、施治方药

根据辨证求因之不同,施治方药各异。以柴平汤、芍药甘草汤、香砂六君子汤、藿香正气汤、乌贝散等为基础方进行随症加减施治,可在治疗中取得满意效果。

四、疗效

患者平均住医院30天;经过治疗患者症状大都消失,仅有2例尚现轻度上腹部疼痛,1例还时有反酸,2例时有嗳气,其余6例经第二次胃肠钡剂造影后均提示其溃疡消失。

五、验案举隅

柴某，男性，32 岁，山西籍，司机。

病史：胃痛已达二年之久，经常饭后上腹部刺痛，有灼热感。恶心，呕吐带血，当即入院住于外科，予以输液等保守治疗，后呕吐血停止，但上腹部仍痛不休，嗳气反酸，大便色黑，乃转入中医科病房治疗。

体检：发育正常，营养中等，神志清醒，皮肤无显著㿠白，五官项部无异常，心肺正常，腹部平坦柔软，上腹部偏右侧压痛明显，无反跳痛，肝脾未触及。胃肠钡餐造影提示：十二指肠壶腹部水肿，中部有龛影。大便隐血（+）。

辨证：患者胃脘疼痛，打嗝反酸，不时胃灼痛，胸部憋闷，纳呆不化，口干不欲饮，大便不畅，脉象沉弦，苔白薄，舌质暗。此为肝胃不和，升降失宜，积损中焦所致。

论治：宜用平肝和胃，化滞降逆之法。

方药：选"柴平汤"加减施治。

醋柴胡 9g，炒枳实 10g，姜厚朴 10g，炒苍术 12g，陈皮丝 9g，白茯苓 13g，姜半夏 9g，炒白芍 13g，制香附 10g，广木香 9g，焦山楂 10g，炒麦芽 13g，火麻仁 10g，生甘草 6g，生姜 3 片。水煎服。

本方每日 1 剂，10 剂后稍作加减，减去火麻仁、焦山楂，加生牡蛎 25g（先煎），桂枝 7g，经治 26 日，患者自觉症状消失，饮食增加尤为显著，复查大便潜血（−），胃肠钡剂造影提示：水肿消失。

六、讨论

在中医学文献中无"溃疡病"病名的记载，但古人对本病的论述很多，《内经》曰："木郁之发，民病胃脘当心而痛………"后世医家在理论与实践之中，一般将其称为"胃脘病"或"心胃痛"，俗称"心口痛"。

因而，在治疗上不以病名为根据，而是以本病证之不同，轻重之程度，对其进行辨证论治。如《医学三字经》中说："心胃痛，有九种，辨虚实，明轻重，痛不通，气血壅，通不痛，调和奉"，此论不仅说明了辨证论治的特点，而且说明了要按疼痛的性质来区分全身的"因"和"证"所形成的疾病。王肯堂在《证治准绳》中说："胃脘痛………有不一之因，盖胃之真湿土也，位居中焦，禀冲和之气，多气多血，是水谷之海，为三阳之总司，五脏六腑十二经脉皆受气于此………凡壮则气行而已，胃脘弱则着而成病，其冲和之气,变至偏寒偏热,因之水谷不消,停留水饮食积,真气相搏为痛",说明了人体正常的生理功能发生变化后可导致胃脘痛的发生。

结合西医的理化检查可证实其病变所在。过去所谓的消化性溃疡今可分为胃溃疡、十二指肠壶腹部溃疡两种,因其为一种全身性疾病,故统称为"溃疡病"。我们认为这一讲法是非常正确的,同中医以"整体观"予以辨证论治的思想也是一致的。这就充分证明了中西医共同诊断观察疗效的模式更为正确。

中医对各型阑尾炎的证治基本原则及几个问题的体会

在 1960 年 1 月至 1961 年 7 月间,我院将凡经外科门诊确诊为"阑尾炎"的患者均收入病房,由西医诊断分型,中医辨证施治,现将 103 例的总分析和辨证论治的基本原则以及其中几个问题的体会分述如下。

一、类型总分析

急性单纯阑尾炎者有 49 例,约占总病例数的 47%,平均治疗约 7.2 天,其中有 3 例经服中药 12 日后,因患者顾虑复发,要求手术,故西医予以了手术治疗。

亚急性变慢性阑尾炎,急性发作者有 25 例,约占总例数的 24%,平均治疗约 8.96 天,其中有 3 例经服中药几日后,患者要求手术,故西医予以了手术治疗。

阑尾周围脓肿者有 13 例,约占总例数的 12%,平均治疗 13 天。

阑尾穿孔所致之局限性腹膜炎者有 7 例,约占总例数的 6.8%,平均治疗约 19.5 天,其中 1 例弥漫性腹膜炎患者因发生病变而死亡。

妊娠合并阑尾炎者有 9 例,约占总例数的 8.7%,平均治疗约 11 天。胎次:第 1 胎者有 5 例,2～4 胎者各有 2 例。妊娠月数:妊娠 3 个月者有 4 例,妊娠 4 个月者有 3 例,妊娠 7～8 个月者各有 1 例,均为急性阑尾炎。

二、西医对阑尾炎的分型和中医治疗的依据

上述 103 例患者的分型(包括妊娠阑尾炎在内)均是根据西医临床所见症状之诊断确诊划分的。中医学中不仅无"阑尾炎"病名的记载,更无此类型的划分。但在《黄帝内经》中已有类似症状的描述,汉代的张仲景

在其著作《金匮要略》一书中，将其称为"肠痈"，主要是指肠部生痈。其名称如大肠痈、小肠痈、肠外痈、肠内痈，或腹痈等。对其症状有"少腹疼痛""按之即痛""腹皮急"等描述。关于本病影响全身的病理变化方面，古人已详有记载，如《金匮要略》中所说的"少腹肿痞，按之即痛，如淋""其身甲错""时时发热，自汗出，复恶寒""脉迟紧者，脓未成，可下之；脉洪数者，脓已成，不可下也"等。这完全符合现代医学对阑尾炎病理变化和影响全身症状的病理过程的认识，与本病的右下腹疼痛，压痛明显，化脓后患者出现发冷发热，出汗，或呈脱水（甲错）现象及形成脓肿时出现脉搏增快（洪数）等表现均相类似。临床上，对本病单现腹痛症状者，称"腹痛"；对急性阑尾炎疼痛较重者，称"肠痈"；对局限性或弥漫性腹肿者，称"少腹肿痞"或"少腹痛"。还有一些类型未具体定名。中医治病不以"病名"论治，而是以所见之"证"为依据进行辨证论治。

三、辨证论治的基本法则

阑尾炎，总称为"肠痈"，和其他疾病一样，同一疾病或同一阶段必然出现不同之证，原因亦不一，因此，对本病的治疗同样运用脉证并参的方法，以八纲和脏腑辨证为主。该病证主要是辨寒、热、虚、实，以主客观相结合的方法进行论治。主观是本病证的具体表现，客观是患者的年龄、体质、生活条件、病期长短等的全面结合，归纳分析后决定施治法则，才能收到预期之效。否则，因其多属急症，很容易发生医疗事故。唐朝孙思邈曾说："卒得肠痈而不晓其病候，愚医治之错则杀人"。这就具体说明了重视"辨证论治"法则的重要性。

辨证论治主要是"脉证并参"，这是非常重要的一环。根据理论和实践，辨其"脓未成"及"脓已成"，"脉迟紧者，脓未成，可下之""脉洪数者，脓已成，不可下也"。若腹诊症见腹肌紧，无肿块，按之即痛，或发热口渴和口中黏苦，脉迟紧者，一般属于"实证"或"热证"的范畴，可采用下法施治。但应注意若在本病发病初期有恶心或呕吐或全腹部不定处疼痛等表现者，虽然属实热证，亦不可用下法治疗，而应先采取平胃导滞镇呕之法。如症见腹部柔软，有肿物，按之痛，发热汗出，脉洪数者，一般是脓已成的表现，属于"虚证"或"虚寒证"的范畴，亦不可采用下法治疗。若以脉次计算，每分钟脉搏跳动在 100 次以内者，可按实热证施治；每分钟脉搏跳动在 100 次以上者，则可按虚证处理。但应注意若脉现迟紧或洪数者，则需按不同的方式进行鉴别。这是施治的基本原则，但非机械固定的方法。

中医不可拘泥于其血象的异常结果而不敢用下法进行治疗。《内经》中说："痛则不通，通则不痛"，说明了痛证不是"通"的原则。"通下"的目的是借中药性味以达到通利的作用而使病愈，其"下"之方剂，可起到通大便，通经络，疏气开郁，消食导滞等作用。下法之药性有寒、凉、温、热之分和峻下缓下之异。必须按照中医"辨证论治"的基本原则进行，方可避免贻误病情。

四、辨证分型和论治方药

余以辨证论治为基本原则，将"阑尾炎"（"肠痈"）划分为两个主要阶段，即"脓未成"的"轻证"阶段和"脓已成"的"重证"阶段。在这两个阶段中由于每一患者之证不同，病变也有迟速的差异，故根据所见之病情轻重，又将"轻证"分为轻证一和轻证二两种类型，将"重证"分为重证一和重证二两种类型，论治以不同的方药予以内服。特分述如下。

（一）轻证一型

突然全腹部不定处疼痛，恶心或呕吐，或兼寒热，大便干秘或腹泻等。腹诊尚无明显的局限性右下腹疼痛，切脉沉弦或迟紧。此为饮食失调，劳役过度，或外感寒邪，胃肠积滞不通所致，故而腹痛。但必须注意是否有"肠痈"的前驱证，须一面观察病变，一面采用平胃利肠导滞镇呕之剂施治。

方药：自拟"平胃柴藿汤"内服施治。

炒枳实 10g，北柴胡 9g，姜厚朴 10g，广藿香 9g（后下），陈皮丝 9g，姜半夏 10g，大腹皮 9g，广木香 9g，川黄连 4g，炒吴茱萸 3g，紫苏梗 9g，生姜 3 片。水煎服。

本方适用于初发腹痛伴恶心的患者，但并非治"阑尾炎"的主方。如腹痛系"阑尾炎"病变，其放射性疼痛可很快局限于右下腹，这对进一步确诊"阑尾炎"有一定作用。这是随症施治的特点，在应用过程中，许多病例内服此方 1～2 剂后，症状可迅速消失而痊愈。

（二）轻证二型

腹痛且疼痛局限于右下腹的回盲部，按之即痛，腹肌紧，或发热口渴，大便干结，脉迟紧。临床可诊断为"阑尾炎"（"肠痈"）。治宜采用通下之法。

方药：选"大黄牡丹皮汤"加味内服施治。

生大黄 9g（后下），玄明粉 6g（分 2 次冲服），冬瓜仁 9g，炒桃仁 9g，粉丹皮 10g，人赤芍 9g，当归尾 9g，细木通 9g，生甘草 5g。水煎服。

服药 1 剂后，一般可在 4～6 小时泻下稀便，或泻下泥状黏液性便，并伴有异臭味，其腹痛可随之减轻，仍可连服，其大便可在 1 日内泻下 2～4 次，一般则痊愈。

本方中的大黄、玄明粉、桃仁、冬瓜仁等药物可起到通积化瘀，解利湿热之功效，实为治下焦结滞不通所生腹痛即"肠痈"（"阑尾炎"）的有效方剂。

（三）重证一型

回盲部疼痛明显，其痛拒按，扪之有硬结或肿块，肿块局限或深部呈虫形，口干渴，头晕，身热，脉象浮紧。此为肠热结滞所致之"肠痈"，但尚未成脓。治宜用解毒（消炎）化热开郁之法。

方药：自拟"清肠饮"加味内服施治。

金银花 30g，全当归 10g，冬瓜仁 15g，生薏苡仁 20g，炒枳壳 10g，炒郁金 9g，黑玄参 13g，青连翘 10g，浙贝母 9g。水煎服。

本方对肠痈接近化脓或脓已成，脉浮紧略数，口苦干黏，苔薄白黄且干者，效果非常可靠。根据病情，对热邪结滞明显者，可每 4～5 小时服 1 次，连服 2～3 剂，疗效尤捷。

（四）重证二型

右下腹部形成中、大肿块，腹肌柔或紧且呈膨隆状，按之则痛，名曰"少腹肿痞"，即"阑尾周围脓肿"，伴发热汗出，脉象洪数。治宜用化毒排脓之法施治。

方药：选"苡仁内消汤"内服施治。

生薏苡仁 50g，浙贝母 10g，炒知母 15g，姜半夏 9g，炮甲珠 9g，全当归 10g，九节菖蒲 9g，官桂 3g（后下），没药 6g，白芷 7g，生甘草 5g。加黄酒，水煎服。汗出多者，加生黄芪 30g。

本方对阑尾周围脓肿较大或形成局限性腹膜炎者，有良好效果。但本方剂中不可用寒凉泻下药物，如遇大便干燥者，可加火麻仁、郁李仁。在一般情况下，应继续内服至肿块消失为止，万不可中断。

五、治疗效果

本组 103 例各型阑尾炎患者中，除 6 例经服中药几日后，患者怕复发由西医进行手术治疗，以及 1 例因穿孔发生死亡外，其他 96 例均以腹部压痛消失及体征完全恢复正常为表现，故认为痊愈。此类患者约占总例数的 93.2%。其中 49 例急性单纯阑尾炎的疗效最佳。

穿孔患者 1 例,男,60 岁。入院时未穿孔,其症状、体征均明显,治疗上除予以中药内服外,还给予青霉素注射,5 日后患者症状消失,体征亦恢复正常。至第 7 日突然高热,腹部疼痛剧烈,拟立刻手术治疗,但患者拒绝,病情急剧恶化,38 小时后因抢救无效而死亡。诊断为"阑尾炎穿孔""弥漫性腹膜炎""中毒性休克""心力衰竭"。

对阑尾周围形成脓肿者,中药效果良好。

妊娠合并阑尾炎 9 例,均以中医药治疗,无一例流产、早产。

关于复发:该病经中药治疗,出院后一段时间内有典型复发者 13 例,且多为慢性阑尾炎急性发作患者,其中 6 例做了阑尾切除手术,术后观察均发现患者阑尾内有粪石、豆瓣等异物阻塞及阑尾腔肥厚现象。未行手术者又予中药治疗,痊愈,但以后是否复发未跟踪随访。本组复发率约为 12.6%。

六、诊治体会

对急性单纯阑尾炎者,如早期进行中医药治疗,其症状体征虽显著,但可很快消失而恢复正常,不需要手术治疗。

对复发性阑尾炎或阑尾腔疑有异物梗阻或形成坏死者,以早期手术治疗较为安全。

对阑尾周围发生脓肿或已形成脓肿者,可采用中医药施治,其安全性大,如发生急性病变还可再进行手术治疗。

对阑尾穿孔并发弥漫性腹膜炎者,目前采取手术治疗较安全。在一般情况下最好是中西医密切协作,根据病情决定是采取中医施治还是手术治疗。

对中医辨证论治治疗"宫外孕"的介绍

我院自 1958 年以来,先后开展以中药治疗确诊"子宫外孕"的诊疗方案。现辨证论治"宫外孕"的疗效和与现代医学妇科相结合的一些体会做初步介绍。

一、案例介绍

案一

张某,女,31 岁,闭经 43 天,腹痛 3 天,日益加剧,1959 年 5 月 7 日入院。

妇科检查：发育营养中等，神志清醒，头颈胸部均正常，腹肌紧张，左下腹有压痛及反跳痛，无明显移动性浊音，未触及肿块，四肢无浮肿，神经系统正常。血压 90/60mmHg。外阴正常，阴道通畅，无流血，宫颈举痛，宫体摸不清，两侧附件有压痛且左侧压痛较重。

5 月 17 日，患者腹痛加剧，阴道有少量出血，腹部现膨隆，有移动性浊音，血压降至 70/50mmHg。

5 月 21 日，患者颜面显苍白，呈贫血貌，心悸，气短，精神欠佳，腹诊同前。结合血液检查说明了腹腔内有继续出血的情况。诊断为"宫外孕"。

确诊后，西医认为应及时手术，否则预后极其不良。但患者畏惧手术，拒绝治疗，故邀中医会诊。经中医诊断，给予中药内服。

中医辨证：患者颜面黄白，精神不振，语言低微。腹部膨胀，下腹部疼痛拒按，阴道有少量出血，血色紫黑，患者自觉有心悸气短之感，食欲缺乏，大便 3 天未解，小便时下腹抽痛。望其舌质淡，苔白薄，切脉浮紧而乱。据此认为本病为瘀血积聚，胞脏崩溃，心脾虚弱而子宫内瘀血未去所致。如妇科经论徐中可说："复血不止，是前之漏症反坚牢不去，故须下之为安"。《金匮要略·妇人妊娠病脉证并治》中说"妊娠腹中痛，为胞阻。"

依脉证并参、辨证论治的原则，宜采用补气活血化瘀之法治之，用"当归补血汤"和"少腹逐瘀汤"合并加减内服。

方药组成：生黄芪 15g，酒当归 12g，川芎 6g，赤芍 6g，官桂 6g（后下），炒灵脂 6g（包煎），明没药 6g，醋延胡索 6g，生蒲黄 6g（包煎），益母草 9g，紫荆皮 8g，香附 12g，大腹皮 8g，白茯苓 12g，炙甘草 2g。水煎服。

5 月 22 日复诊：病情无变化，患者夜间睡眠安静，唯阴道出血量增多，血色紫黑，有小血块，原方又进 2 剂，以观后效。

5 月 24 日复诊：患者腹痛显著减轻，腹部膨胀已减，但重按尚痛，阴道出血减少，解稀便 2 次，食欲缺乏。望其舌苔白薄，切脉浮虚，故在原方基础上去没药、紫荆皮、大腹皮，当归改为土炒，加砂仁 6g（后下），山药 9g，莲子肉 9g，炙甘草 2g。水煎服，每日 1 剂，逐日观察。

5 日后，患者腹痛消失，腹部柔软，阴道无出血，食欲睡眠均佳。切脉象浮缓无力，故改用"补中益气养荣汤"加减内服，共治疗 17 天。妇科检查：腹部无压痛，后穹隆不饱满，宫颈无举痛，未触到血块。血压 110/75mmHg，自觉症状消失，治愈出院。

案二

赵某,女,34岁,1960年7月31日入院。

主诉:下腹部疼痛及阴道流血已一个月,昨天下午腹痛加剧,难以忍受。

病史:患者结婚两次,于19岁时娩出一死胎,以后月经不调,月经周期间隔20～40天不定,持续7～15天,血色紫黑,经量中等,经期腰痛,下腹痛。入院前阴道流血一月余不止,昨日下午腹痛加剧,难以忍受,其他如常。

西医检查:神志清醒,发育及营养中等,无贫血表现,头颈、胸部未见异常,腹部平坦柔软,下腹部触痛,无移动性浊音,血压110/80mmHg。

妇科检查:外阴正常,阴道通畅,有少量血性分泌物,宫颈光滑举痛,左侧强于右侧,附件部未触及肿块,后穹隆无饱满,有轻微触痛。

结合生化检查,诊断:1.慢性输卵管炎急性发作;2.子宫外孕。

入院后给于青霉素、当归红花酊,经治疗后腹痛时轻时重,其他无变化,行动自如。

8月16日患者腹痛突然加剧,呈贫血貌,左下腹压痛明显,有移动性浊音,左侧卧位时疼痛减轻,患者烦躁不安。

妇科检查:阴道出血同前,宫颈举痛极明显,后穹隆饱满,穿刺抽出血液,观察15分钟无凝结。

结合生化检查最后确诊为"宫外孕破裂"。邀请中医治疗。

中医辨证:望其颜面苍白,呈贫血貌,舌质赤而青,苔白黄厚而腻;闻及声音低微;问而知其腹痛甚剧,不敢用手按压,阴道流血不止;切诊脉革大而洪,切腹疼胀拒按。

论治:本病系胞室因血瘀气滞而崩溃,阳虽施而阴不化,以致胎孕不得其养,血无所归,故成此危疾。治宜用消瘀,活血,除胀定痛之剂内服。

方药:酒当归12g,川芎6g,赤芍6g,大腹皮6g,炒没药6g,炒小茴香6g,益母草12g,台乌药5g,红花3g,官桂5g(后下),酒生地12g(焙干),焦山楂9g,炙黄芪9g,粉甘草2g。黄酒为引,水煎服。

8月17日复诊:患者腹痛稍减轻,下腹部感觉有气体游走,虚恭多,阴道流血量增多,并流出一个如拇指大的血块。

西医检查:血压98～110/60～70mmH。腹部浊音区未见扩大。原方再进2剂,腹部浊音区缩小,压痛减轻,血压90～110/60～70mmHg,其他症状均较前减轻。望其舌苔色黄,切脉浮紧而革。宜再用活血化瘀之法治之。

方药:醋延胡索 12g,赤芍 6g,炒灵脂 12g(包煎),益母草 12g,炒没药 9g,生蒲黄 9g(包煎),官桂 6g(后下),红花 3g,乌药 5g,甘草 3g,炙黄芩 9g,炒远志 6g,川芎 6g,醋香附 9g,酒当归 12g,黄酒为引,水煎服,连 3 剂。药后患者腹痛显著减轻,压痛减轻,阴道流血减少,腹部浊音不明显,精神好转,食欲接近正常,且能下床大小便。逐日复诊,随症加减前方,至 8 月 30 日停药。

妇科检查:浊音区消失,宫颈举痛不明显,后穹隆不饱满,无出血,无压痛,精神正常,患者自觉无恙,共治疗 14 天,于 9 月 14 日痊愈出院。

二、对宫外孕辨证论治的体会

现代妇科学认为宫外孕根据发生部位的不同,可分为输卵管腹部妊娠、输卵管峡部妊娠、输卵管间质部妊娠、输卵管部妊娠、输卵管卵巢妊娠、卵巢妊娠、腹腔妊娠七种。临床上主要以输卵管妊娠、腹腔妊娠及卵巢妊娠为主,其中输卵管妊娠最为多见。据文献记载输卵管妊娠约占异位妊娠总数的 95%。在异位妊娠的过程中,当胎卵生长到一定程度时,会出现输卵管破裂或胎膜破裂出血(内出血)等危急重症。以现代医学的观点,宫外孕的安全疗法是早期手术治疗。否则预后极其不良,且易危及患者生命。

中医学中虽然没有对宫外孕这种非常危险的疾病的记载,但中医对本病的治疗方法主要是根据"辨证论治"的法则和"急则治其标,缓则治其本"的基本治疗原则来进行治疗的。所谓辨证论治就是在"四诊""八纲"的基本理论指导下,寻找致病的根本原因并与患者全身的具体情况结合起来,从整体观出发来辨别疾病的证型,因证施治。宫外孕可表现为腹痛和出血,但它只是一种现象,而我们不仅寻找其外因,更要探究其内因。矛盾论强调,解决矛盾,只要抓住了主要矛盾和矛盾的主要方面,那么其他矛盾也就迎刃而解了。因此,在治疗问题上,中医根据辨证法则,明确了宫外孕的腹痛、出血等证是由于精血瘀滞,胞胎阻碍,壅塞不通(非正常妊娠)所造成的。如《金匮要略》中说:"妊娠下血,腹中痛,为胞阻"。中医认为宫外孕患者的腹痛及出血主要是由于精血瘀塞,瘀血阻碍所导致的。治疗上宜采用破瘀生新,活血通经之法。此法的设立就是针对古人常说的"瘀血不去,新血不生"和"痛则不通,通则不痛"而来的,它也完全符合《内经》所指出的"治病必求于本"的基本原则。如此便在疾病的发生与发展中，抓住了它的主要矛盾。中医治病不以病名而以辨证论治为根据，确为中医学的独特之处。

从治疗宫外孕的方剂组成来看，不仅在临床实践中证明了它的疗效，而且根据现代药理研究，其中绝大部分，如当归、川芎、红花、益母草、延胡索、没药、五灵脂等药物对子宫均能起直接作用。这些药物方面，大都具有破瘀生新，活血消肿，止痛的功效，且能消积聚，坠死胎，对胎衣不下、腹中诸块以及产后一切疼痛等具有很好的疗效。这些药物不仅对消除宫外孕这类疾病的症状有相当好的疗效，而且在破坏和除去这类疾病的病理组织上亦有显著的效果。

从患者服中药的过程与肿块消失及出血量的情况来看，中药的效力对破坏胎儿发育有着很大的作用。据临床实践观察，出血或出血过多的患者服药后，会出现阴道流下血块，其腹痛随之减轻和消失，出血量由多到少直至停止，腹部膨隆随之减退的现象。正如清·唐容川《血证论》谓："旧血不去，则新血断然不生，瘀血之去，则新血日生。"强调："既是离经之血，虽清血、鲜血，亦是瘀血。"瘀血不去，则血难止。

证明"瘀血不去，新血不生"理论是正确的。体内有血块的患者，经服中药后，其肿块开始变软，之后渐次缩小而消失的现象，亦说明了中药对于消肿、消积聚和治腹中诸块有明显的作用。

从上述两例病例来看，中药治疗不仅有利于患者症状的逐渐减轻与消失，而且对患者之后的恢复也有明显的作用。

这两例医案均说明了中医学辨证论治的深刻意义和中药的显著功能。中医学对人体脏腑、气血、病因、人与自然的关系，以及生理、病理过程的规律均有重要的认识，既有分析又有综合，既注意局部又注意整体，既注意疾病发展的阶段性又注意疾病的全部过程，并且注意对象和现象的内在联系。

三、中医对宫外孕的认识

中医学文献中没有"宫外孕"的病名，但在"停经腹痛""少腹瘀血""经漏""经闭"及"癥瘕"等病证中有类似症状的描述。

在病理情况下，素禀肾气不足，或早婚、房事不节，损伤肾气，或素体虚弱，饮食劳倦伤脾，中气不足，气虚运血无力，血行瘀滞，以致孕卵不能及时运达胞宫，而成宫外孕；素性抑郁，或忿怒过度，气滞而致血瘀，或经期产后，余血未尽，不禁房事，或感染邪毒，以致血瘀气滞，气滞血瘀，胞脉不畅，孕卵阻滞，不能运达胞宫，而成宫外孕。

与现代妇科学中提到的"如因种种关系，胎卵不先转进子宫腔，却与他处发展，即为异位妊娠"的论述亦相类似。形成其病理的原因为：①慢性输卵管炎，致卵管内膜皱襞粘连及卵孔缩小；②输卵管憩室；③输卵管周围炎性粘连、发硬及扭曲；④输卵管外肿瘤压迫；⑤输卵管修补手术后瘢痕结果；⑥胎卵外游，向异侧卵管输送；⑦输卵管内有异位子宫内膜等。这些原因均可延误胎卵之迁移而形成"异位妊娠"（"宫外孕"）。这些病理原因与古人所说的"因痰水、气瘀等物所结"引起月经不调证，而形成的血胎、异胎等相近似。

从历代医学家对妇女这类疾病的病理和病证的认识，如清代医家王清任亦指出："孕妇体壮气足，饮食不减，并无伤损。三个月前后……常有连伤数胎者……不知子宫内，先有瘀血占其地，胎至三月再长，其内无容身之地，胎病靠挤，血不能入胎胞，从傍流而下，故先见血，血既不入胎胞，胎无所养，故小产。"这些实践理论，与现代妇科对宫外孕所述的"胎卵在输卵管内膜皱襞间着床者，由于管壁薄弱，管腔狭小，胚胎绒毛直接侵蚀输卵管肌层，当孕卵生长发育到一定程度时，即可发生输卵管妊娠破裂或流产。"和"在输卵管内膜皱襞顶着床者，其血液供给不足……或从管端流出"所发生的"管腔中出血"及"输卵管流产"等均相类似。

古代医学家对这类病证的描述如腹中结块、癥瘕、血闭、积聚、腹痛、疝痛、崩中淋下等与现代妇科所称的"宫外孕""卵巢囊肿""生殖器肿瘤""葡萄胎"等疾病的症状类似。

由以上认识说明，中医中药在解决患者痛苦和治愈疾病方面发挥了十分重要的作用，我国历代中医在运用中药保障广大妇女的身体健康方面起着决定性的作用。

妇科急证诊治经验浅谈

妇科急证，如妇女月经病的"暴崩"，胎前期的"急腹痛"，流产、早产、难产之"急证"，以及分娩时的"大出血"，产后的"三急"与"三冲"等，在临床上均较多见，如不及时辨证求因，标本施治，往往会产生不良后果。

这些急证，既往常见。但多年以来，由于现代医学的发展，每当妇女突发急证时，便被立即送往专科医院，收入病房，并由现代妇科医师诊治。因为急证患者求诊中医诊治的情况较少，所以对此证进行辨证论治的实践机会也不多。久而久之，在急证诊治方面，中医处理方式近乎失传。

然而，我国近代中医学家，在发展各"小科"的同时，亦将各科急证的中医诊治加以传承和发扬，以发挥中医药学的优势，为急证患者解危求安，岂不大有作为呼！余今回忆妇科急证的诊治，尚有所心悟，故将二则有效验案，举笔浅谈。

一、妇女暴崩证治

暴崩，亦名"崩中"，是指妇女由某种原因，突然引起月经非时急下而量多的病证。

对此辨证论治的基本法则，余验证明，不分寒热，必辨虚实，而虚实之急，均不治标，皆治其本。其本何在？各抒己见。

（一）实证诊治

该证不论出血缓急及血量多少，凡见出血色黑，质黏而有大小条块，下腹胀坠疼痛，或不痛者，均认为其属实证也。其治疗法则，均不用"急则治标"之法止血以塞其流，而是遵循"通因通用"中的"反治法"原则。自拟活血化瘀方药，使瘀血通下，则新血自生，转归于经，崩中自愈矣。如为体质虚弱者，也同样给予"通因通用"法与化瘀通下方药施治，此因实而致虚，法不当补，应使瘀去新生，则其虚自复。

验方：自拟"逐瘀止崩汤"内服施治。

全当归 10g，川芎片 6g，大赤芍 7g，炒灵脂 7g（包煎），没药 5g，醋延胡索 5g，厚官桂 3g（后下），泽兰叶 7g，生蒲黄 10g（包煎），益母草 15g，炒干姜 1g。水煎服。

一般 1～2 剂后，血色黑和漏下血块等症状大减，出血量随之减少；3～4 剂后，血块消失，其色转红，出血渐止，血止则停药自愈。

（二）虚证诊治

该证不论出血缓急及血量多少，凡见血色鲜红或淡红，质稀而无条块者，均认为其属虚证也。其治疗法则，一般不选用各种药炭或止血药止血以"急则治标"，而是常采用"大补元气"之法以治其本。"无形之气能生有形之血"，血生则冲安，其崩即愈。常用"当归补血汤"加减施治。

如属虚而有热者，亦不可在补气方中加用凉药，因凉则凝瘀也。

验方：选《医学衷中参西录》中的"安冲汤"加减内服。

土白术 18g，生黄芪 18g，大生地 17g，炒白芍 13g，川续断 13g，海螵蛸 13g，茜草 9g，生龙骨 20g（先煎），生牡蛎 20g（先煎），金石斛 10g。水煎服。2～4 剂痊愈。

二、产后急证诊治

产后急证分为"三急"与"三冲"。

（一）"三急"的诊治

其主证为突发呕吐、腹泻、汗出如珠。如三者并见则属危证。临床遇此证时必须明辨病因，采取急救施治法则，方可转危为安。否则，往往会引起虚脱（休克），甚则气绝而亡等表现。

本证辨证求因，是产后所伤，气血亏极，导致心脾阳竭的"纯虚证"。急治法则，速用全身保温、急煎"独参汤"，频频内服，或用 50% 的葡萄糖液静脉注射等方法，由危转安后，再用补气血，养津液之法治之，则可痊愈。

（二）"三冲"的诊治

其主证为冲心、冲肺、冲胃，即自觉胸中有一股逆气向上顶。此证实属危急，古人有"大抵冲心者，十难救一；冲肺者，十全一二；冲胃者，五死五生"之说。临证所见，确如此也。因而，须求因急治，才可转危为安，否则休矣。

"三冲"是一种由产后恶露闭止或滞行不下，冲脉逆气上冲所致的"瘀实证"。其冲心、冲肺、冲胃的上冲之力，有阵轻阵重的不同，故其急治法则，余之经验，主要是使恶露下行，则上冲之气可随之而降。

一是针刺，即立刻针刺人中、合谷、气海、关元、足三里等穴。

二是速煎"生化汤"加减方内服。

全当归 15g，川芎片 7g，大赤芍 7g，炒桃仁 6g，南红花 6g，醋延胡索 5g，川牛膝 10g，焦山楂 10g，姜炭 2g。水煎服。

此证一般针后则见缓解，1 剂药后，其冲则减轻；2 剂药后，其恶露畅行，冲气下降；再连进 2 剂，其证则愈。

月经病证治三法概说

医者之术，各有己验。月经病分经前、经期、经后三期辨证，用三法论治，其效甚捷。

经前：月经病在月经来潮以前，往往由胸胁胀闷，食欲欠佳，烦躁易怒，头昏倦怠等明显表现。辨证多因经前气机郁滞，肝失条达，血行不畅，气血失调所致。论治应根据"调经必先理气"之原则，采用疏肝解郁之法，使气机通畅，气行则血行，气血调和，其证则随之消失，月经亦可按期来潮，经期痛苦自然可以消除。

经期：主要是指患者平素无明显之证，只是在经来或行经期间出现小腹胀坠疼痛，甚至发生难忍的"痛经"，其血量或多或少，色质紫黑或有条块，行而不畅。辨证多因宫寒气滞血瘀，胞脉受阻，标通本滞所致。论治应用"通因通用"之法，选温经行气化瘀方药，因势利导，祛除经脉之阻，使气血通畅，痛经则可很快消失，新血亦可速生，为经后气血调和奠定了良好的基础。

经后：本证是指经行 5～7 天内血将止时，出现小腹空痛或胀坠，烦躁易怒，情绪不稳，心悸不寐，头昏乏力或五心发热等表现。血为月经的物质基础。《灵枢》曰："妇人有余于气，不足于血，月下，数脱血，任冲并伤。"辨证多因经后因经血排出，血海不足，呈现阴不足，气有余，往往产生肝气横逆，以致心脾阳弱之故。妇女数脱于血，一是属于生理性的新陈代谢，血与气暂时失调，其证轻微，不属病态，待月经排净后，新血生，血与气就很快趋于相对平衡，心、肝、脾的功能也就恢复正常了，不需治疗；二是因经行量多，或淋漓日期较长而伤血，加以平素肝气有余，血少其气更加偏盛，因而不易恢复平衡，日久势必导致正虚邪实病变，所以必须治疗。论治之法，宜平肝益气，"无形之气能生有形之血"，也就是补脾，发挥生血职能，即"治血当治脾"。经验证明，采用这种治法，不仅可使症状很快消失，而且在下次经前、经期、经后，也不会再出现病证了。

经闭证诊治"易"和"难"的体会

中医学妇科和现代医学妇科，由于基础理论不同，诊断与治疗方法也不一样。

现代医学妇科，对经闭之病，一般有原发、继发之分。妇女已过 18 岁仍未行经者，称为原发性经闭；既往曾有过正常月经，又闭止 3 个月以上者，称为继发性经闭。对此进行多方面的检查，寻找病因，对症治疗。

中医学妇科，将未婚女子（指 14 岁至婚前），月经该来而不来，或已来过而又停止数月不来，并出现诸症者，称为室女经闭；将婚后妇女，既往曾有过正常月经，又闭止数月不来者，称为妇女经闭。对此皆须四诊合参，辨证求因，论治其本。

经闭是中医常见病之一，在诊、辨、治方面，古今中医学家，基于实践经验，各抒己见，论述浩繁。如《医学心悟》中曰："妇人经闭，其治较易；室女经闭，其治较难。妇人胎产乳子之后，气血空虚，经水一时不至，俟其气血渐回，而经脉自通矣。室女乃浑全之人，气血正旺，不应阻塞，其闭也，若非血海干枯，则经脉逆转"。这一论述说明了妇女和室女的生理阶段不同，病因病机各异，导致的经闭证的虚实亦不同，故在诊、辨、治方面的"易"和"难"也有所区别。

实践得知，不论妇女或室女，实证经闭，辨治较易；虚证经闭，尤其是室女血枯经闭，由某种原因内伤，逐渐导致脏腑气血功能低下，虚而病变，慢慢发展成为痼疾，辨治较难。如《素问·阴阳别论》曰："二阳之病发心脾，有不得隐曲，女子不月；其传为风消，其传为息贲者，死不治。"这是指女子遇有不愉快之事，或心里有难言的隐曲而说不出口，终日忧愁不解时，则会损伤心脾的正常功能，导致气分郁结，影响消化功能，致使食欲欠佳，身体日趋衰弱。如不早期诊治而迁延日久，则患者形体会像风消物一样地消瘦，所以名曰"风消"；随之则出现内热骨蒸、盗汗、咳嗽气短、鬓发焦枯等严重病证，所以又叫"息贲"。临证显见的表现是女子月经初潮该来而不来，或月经曾来之后由量少至闭止不来。该证俗称"干血痨"，中医则称为"室女血枯经闭"。治疗方面，该证不是"死不治"，而是其治较难，收效亦慢，但可以治愈。

例如：某女，18岁，两年前因母病故，悲思日久不解，后出现饮食减少，日益消瘦，面白无华，两颧发赤，骨蒸潮热，汗出乏力，咳嗽气短，月经初潮未至等表现。曾去某医院妇科检查，诊断为"原发性经闭"，并考虑有"肺结核"的可能，转内科检查，诊断结果为"肺结核"。予以抗结核、营养、健胃等药物，治疗两月不见好转。又去某结核病院住院治疗四个月，后发热，汗出，咳嗽好转，但仍食欲缺乏，倦怠消瘦，月经亦未来潮。

望其舌质淡红无苔，切脉虚细略数。余断其为"室女血枯经闭"。

辨证求因：脉证合参，原由日久悲思，损伤脾肺，导致气分郁结，形成肝郁脾虚，影响消化吸收，血的生化之源不足；肺伤则正气衰弱，蕴生"痨虫"，久则耗阴，阴虚则火旺，最终导致气阴两虚，血海干枯，无血可下，经闭不行，故成为久治难愈之痼疾。

论治大发：遵照"虚则补之""劳者温之"等原则。选用"复脉汤"和"保真汤"，随症加减，交替内服，服至 30 余剂，患者精神，食欲好转。又连服50 剂后，诸症基本消失，但月经未至。由于病情好转，故改用"保真汤"原方，研为细末，炼蜜加益母膏为丸，每丸 10g，早晚各服 1 丸。服用 2 个月后，月经则至。经 X 线复查，肺结核病灶转向钙化。本病服汤药 80 余剂，丸药 60 余天，共计治疗 148 天，痊愈。

又如：妇女血虚经闭。某妇，41 岁，既往生 5 胎，幼儿 3 周岁，尚在哺乳。两年来，患者时有倦怠乏力，食欲缺乏，面色苍白，头目眩晕，心烦怔忡，自汗失眠，寒热交作，咳嗽气短等症状。自生幼儿后，至今 3 年无月经。

妇科检查：诊断为"授乳性子宫萎缩"。嘱其停止授乳，加强饮食营养，同时给予营养，健胃等药物治疗，数月疗效不显。

辨证求因：望其体胖，舌质淡红，苔白而干涩，切脉微细无力。本病系胎产乳子之后，气血空虚，加之乳子过久，以致脾肾虚损，气血无力恢复，因而胞脉无血可下，故经闭不行，诸症均出，久则成为妇女血虚经闭之痼疾。

论治大法：宜用缓补气血，益肾养阴之法治之。选"小营煎"加味，随症化裁，予以内服。至 30 余剂后，诸症渐减。又连服 50 余剂，精神食欲正常，症状消失，但月经未来，故改用"八珍益母丸"，早晚各服 1 丸，1 个月后月经来潮。本病服汤药 80 余剂，丸药月余，治疗约 120 余天，痊愈。

上述为经闭辨治"易"和"难"的简要列举，如前所说，实证经闭，其治较易，无需提及；虚证经闭，其治较难，但实践证明亦不难治。所谓难治，是由于本病为慢性痼疾，再加上患者"有病乱投医"的心情，自无主见，东奔医，西求治，不能坚持一医的治疗，自身贻误了病情。所谓不难，个人的经验有四条：一是诊辨确切之后，论治不宜急于求效，应慢病缓治，使其气血逐渐恢复；二是详审病变和转归，随症配伍，贵在加减，药量大小适宜，注意太过与不及；三是补气宜行气，防止阻塞之弊；补血勿破血，以免再伤之害；四是必须要求患者合作，听从医嘱，树立信心，坚持治疗，劳逸营养结合，维护疗效，则不难痊愈。这四条，乍看起来似乎一般，但在实际的临证中却有重要的意义。只有这样，才能达到"治病求本"的目的。

实证经闭，其治较易，但力勿忘记易中有难。我们往往以为辨证已明,但治无效,岂不"难"也? 因而必须多加思辨,才能进一步在"难"中取得不同的诊治经验。

例如:某女,22岁,工人,身体健壮,月经尚未初潮,除间隔月余出现少腹轻度胀痛外,他证不显。本人和亲属认为应求医诊治。经多位中医师辨证属于"室女实证经闭",论治予以通经之法,服药百余剂无效。邀余诊之,详查无虚证可见,视其方药多为活血通经之剂,为何无效? 从而深思,明代医学家万全《广嗣纪要·择配篇》中"五种不宜:一曰螺,阴户外纹如螺狮样、旋入内;二曰文,阴户小如筋头大,只可通,难交合,名曰石女;三曰鼓花头,绷急似无孔;四曰角花头,头削似角;五曰脉,或经脉未及十四而先来,或十五六岁而始至,或不调,或全无"的相关论述,考虑该女可能因生理缺陷导致经闭不通,故邀请西医内科、妇科医师会诊,经查发现其为"处女膜闭锁",予以手术,术后则痊愈。由此得知,这种经闭,单用药物难以治愈,在临证诊治中是值得特别注意的。

近些年来,对实证经闭的辨证论治,每当诊治认为可靠而不见效者,则考虑医家万全之说,经查:有的女子是处女膜闭锁,有的是产后由于炎症粘连形成闭锁,有的则是先天子宫发育不全等等。余通过实践验证,对女子生理缺陷和产后疾病所形成经闭的诊治取得了一些经验。

崩漏证治法则

崩漏是妇科常见的一种阴道出血病证。其虽有出血缓急,血量多少,血色和性质,病程长短,病证轻重等的不同,但由患者主诉便可命名为"崩漏"。崩漏之证有先患崩而后成漏者,亦先为漏而突变崩者。巢元方在《诸病源候论》中曾说:"妇人月经非时而下,淋漓不断,谓之漏下,忽然暴下,谓之崩中。"《济生方》中说:"崩漏之疾,本乎一证,轻者谓之漏下,甚者谓之崩中。"所以,古今崩漏并称。

该证不论年龄长幼,体质强弱均可发生。有月经周期正常,突然患崩日久变为漏者;有月经紊乱患漏而忽变成崩者;有经期延长或淋漓不断,忽然大出血变为崩者;有非经期由某种意外所伤,导致月经急下,血量时多时少而患崩漏者;亦有在产后或流产后出血不止,成为崩中漏下者。其病因,错综复杂,概而言之,不外以下几种:

1. 血分郁热,迫血妄行而下。
2. 寒热凝结,瘀血停积,经行痛而不通,时止时下。

3.暴怒伤肝，肝不藏血，下注外泄。

4.思虑伤脾，不能统摄，下陷流出。

5.日久失血，冲任虚损，肾亏不固。

6.意外跌伤，导致经乱下行。

病因较多，相互错杂，因而任何时间均可发生，辨证论治无规律可循。并常伴下腹及腰骶部疼痛或不痛，或出现倦怠，头晕，心悸，烦躁，失眠，食欲欠佳等症状；久患崩漏不愈的患者，还可出现颜面苍白或白等血亏证，其身体已呈衰弱之状。如何辨证求因，论治其本对医者来说就显得尤为重要了。

一、古医论崩漏证治法则之我见

历代中医学家，对崩漏证的辨证求因，论治其本，立法施治，各抒己见，各有所长，立论繁多，多数医者是以"急则治标，缓则治本"的法则进行施治的。《丹溪心法附余》载："治崩次第、初用止血，以塞其流；中用清热凉血，以澄其源；末用补血，以还其旧。若只澄其源而不复其旧，则孤子之阳无以立，故本末勿遗，前后不紊，方可言治也。"

但是，在临证中，按照上述辨证论治法则，特别是按照《丹溪心法附余》中提出的崩漏治则次第要分初、中、末三法，并说本末勿遗，前后不紊，方可言治的方法进行论治后，经实践验证，是不妥的。如从某些疾病的发生和发展来说，一般可分为初期、中期、末期三个阶段，但从崩漏证的病因和病理变化来看，不论任何原因，任何时间都可能发生此证，它是没有规律性的。崩证虽表现为出血急而量多，血色紫黑而有瘀块，但若按初用止血，以塞其流，"急则治标"法进行施治，不仅不能收效，反而会使瘀血内阻而产生其他病变；崩可以转为漏，漏虽表现为出血缓而量少或淋漓不断，血色如墨，质黏或有条块，但若按末期用补血，以复其旧的方法进行施治，则只能留疾，其后患无穷也。再说说崩与漏常常相互转化发作的情况，如有很健康的妇女，因暴怒或意外跌伤导致经乱，突然发生崩中而又转为漏下者；有体质素虚，因过劳或思伤引起漏下或突变成崩者；亦有因妇女更年期而发为本病证者。那么，何为中呢？又怎能单以清热凉血，以澄其源之法施治呢？因此说，崩漏证治法则分为初、中、末三期进行治疗是不对的，而且亦不符合"急则治标，缓则治本"这一基本原则。这是只看到疾病的一般性，没有看到特殊性，只看到现象，没有看到本质的表现。

二、崩漏证治法则一得

多年来,对于崩漏证的辨证求因,论治其本,余将古人的有关理论同临证实践相结合,遵古而不泥古,化繁从简,进行验证,有所一得,提出己见。

崩漏的辨证求因,不分出血急缓,血量多少,时间长短,年龄长幼,体质强弱,主要视其血色,血质,分两型立法,施治其本。其本何也?崩漏是出血之证,是可以亲眼看到的,在望诊内容中就包括望月经的色和质等方面内容,因此一望而知。如仔细问诊,由患者主诉而得知,亦是比较可靠的依据。辨证以出血色、质求因分两型,施治立二法与方药。简述如下。

(一)辨证要点

1.瘀血型

不论出血急缓,血量多少,凡血色紫黑质黏,有大小条块,或下腹部胀坠疼痛,或腰骶部疼痛,或不痛者。

2.无瘀血型

不论出血急缓,血量多少,凡出血色红或淡红,质清而无黏性,或下腹空痛,或腰酸困痛,或无任何感觉者。

这样化繁从简,舍脉从证,辨证求因的方法,不仅容易掌握,而且确切。

(二)施治原则

1.瘀血型的治法

若患者出血急而量多,一般不用"急则治标"法止血塞其流,而是用"通因通用"法中的"反治法",用活血行瘀的方药,使瘀通下,则新血生,崩漏自愈。若为体质虚弱者,也同样用"通因通用"法施治,因为这种虚是"实"所致,瘀去则其体质自复。

方药:自拟"逐瘀止崩汤"内服施治。

全当归10g,川芎片6g,大赤芍7g,炒灵脂7g(包煎),明没药5g,泽兰叶7g,醋延胡索5g,益母草15g,生蒲黄10g(包煎),厚官桂4g(后下),炒干姜1g,水煎服,早晚各服1次,一般1~2剂后,血块消失,血量减少,4剂后出血则停止。

2.无瘀血型的治法

若患者当出血急而量多色红,则采用"急则治标"法止血,以塞其流,目的是为了防止出血过多,发生虚脱。若为出血缓而量少色红,漏下不断者,则以"缓则治本"法补血,以复其旧,崩漏则愈。

对该型的治法,既不用"急则治标"止血以塞其流,也不用各种药炭组方止血,而是以大补元气治本,是把"标急"看成"本急"对待。"有形之血不能骤生,无形之气所当急固",此乃治病必求其本之良策。此乃验证之一得也。